健康長寿のための医学

井村裕夫
Hiroo Imura

岩波新書
1588

はじめに

「人生五〇年」という言葉が、かつてはよく用いられた。これはおそらく織田信長が好んだ有名な幸若舞《こうわかまい》の一節「人間五〇年　外天の内を比ぶれば　夢幻のごとくなり」から出たもので、本来の意味とは違っているが、広く用いられるようになったと考えられている。当時の平均寿命は乳幼児死亡率が高かったので、二〇歳代であったと推定されるが、成人に達した人が平均して五〇歳ぐらいまで生きたことから、この言葉が生まれたのであろう。

しかし、実際に日本人の平均寿命が五〇歳を超えたのは第二次世界大戦の後であって、乳幼児死亡率の低下と一致している。その後も乳幼児死亡率は低下して世界でもっとも低くなり、他方、高齢者の寿命は伸び続けている。

二〇一四年には平均寿命が男性八〇・五〇歳、女性八六・八三歳であったと推計されている。いよいよ男女とも「人生八〇年」時代を迎えたことになる。

今後、医学の進歩によって、平均寿命がさらに伸びることは疑いがない。その伸びがどの程度であるか予測することはむずかしいが、今世紀末には一〇〇歳に達するとの見方もある。

このように、ひとたびこの世に生を受けた人が、長い人生を享受《きょうじゅ》できることは素晴らしいことであるが、そこには問題もある。それは高齢化にはコストを伴うためであって、それは単に社会保障費の負担にとどまるものでなく、社会構造そのものを変えないと対応できないと考えられるからである。

高齢化とともに起こったいま一つの問題は、急速に進む少子化である。

日本では第二次世界大戦後のベビーブームが終わった一九五〇年以降、出生率が減り続け、現在も回復の兆しが見えていない。高齢になると疾患への罹患率《りかんりつ》が増えて医療費が増加するし、また身体機能が低下して生活に他人の支援、介護が必要になる。

戦後のベビーブームで生まれた最後の人たちが、二〇一五年にはすべて六五歳を超え、日本はいよいよ本格的な高齢社会に入った。今後、健康保険料や税を支払う生産年齢人口（一五歳〜六四歳）は減り続けるので、健康保険制度や介護保険制度をどう維持していくかが、深刻な問題となる。

今から一〇年先の二〇二五年には、団塊の世代がすべて七五歳を超えることになり、医療費、介護費とも急増することは疑いがない。これにどのように対処するか、それが「二〇二五年問題」と言われるものであって、われわれに残された時間はそれほど長くないのである。

少子高齢化は医学・医療のみでなく、経済、雇用、年金など、ひいては国の安全保障も含め、社会のあらゆる制度に影響を及ぼし、その解決は簡単ではない。そのなかでも高齢者の健康をどの程度保てるのか、いわゆる「健康寿命」をどこまで伸ばせるかは、社会全体に影響する大きい問題である。仮に健康寿命を平均寿命と一致させることができれば、二〇二五年におよそ二〇兆円となると予想されている介護費は不要になるし、医療費も大幅に節減できることになる。

もちろんそれは不可能で、先天的に障害がある人、小児期や青年期に病気や外傷で介護が必要となる人も少なくない。医学はそうした人々に対して、できるだけ障害を軽減し、質の良い生活ができるよう努力しなければならない。それも大切な問題であるが、本書の主な目的は、高齢になって起こってくるごくありふれた多くの病気への対策で、介護を必要としない健康な長寿を達成するために何をなすべきかを、述べようとするものである。

それでは健康とは何かが、まず問題になる。これについては後に詳しく述べるが、単に身体的に良い状態であるだけでなく、精神的にも、また社会的にも良好な状態が維持できるようにするという、幅広い定義でとらえるべきであると考えている。

そのなかでも身体的精神的な健康を長く維持できるようにすることは医学の重要な目標であり、本書の中心的な課題である。

それを実現するためには高齢者に多い疾患(とくに非感染性疾患)への対策を立て、できるだけ予防に努めなければならない。これらの疾患には遺伝素因を基礎としているものが多いが、同時に環境因子の影響も大きいことが、明らかになってきている。しかも胎生期や生後初期の環境が、後年の健康に影響することも、確実と考えられるようになった。

従来、高齢期の健康の維持のためには、たとえば四〇歳以上の中年期になってから注意すべきであるという考え方が一般的であった。確かに臨床的に検出できる異常は、このころに始まることが多い。しかし潜在的な病的状態は、実は胎生期から、さらに少年期、青年期を通して徐々に進行すると考えられるようになっている。したがって早い時期から、人生の全体を通して健康に注意する、いわゆるライフコース・アプローチが必要となっていると言えよう。人生五〇年の時代から、現在の八〇年の時代、さらに将来一〇〇年の時代となるに従って、このアプローチの重要性は高まるに違いない。

これを私は「ライフコース・ヘルスケア」と呼んでいる。本書は、その基礎となる最近の研究の進歩を述べ、具体的な方策について解説することを目的としている。なお、この分野の基礎的研究の進歩は大変著しいので、その一端を第4章で紹介した。もし難解と思われたら、この章を飛ばして読んでいただいても、本書の趣旨をご理解いただけると思う。

本論に入る前に、病気の概念について、少しふれておきたい。現在、日本はもちろん、世界全体で高齢化とともに疾病構造に変化が起こっており、かつて多かった感染症が減り、心血管系疾患、がん、糖尿病などの病気が増えている。これらの病気に対して世界保健機関(WHO)や国連は、非感染性疾患(non-communicable disease NCD)という言葉を用いており、欧米の医学雑誌でもこの言葉が使用されるようになっている。

一方、日本の厚生省(当時)は一九五五年ごろに四〇～六〇歳の壮年に多い疾患を成人病と定義し、成人病検診を実施することにより、早期発見・早期治療を推進した。しかし国際的には、成人病という言葉はほとんど用いられてこなかった。その後、この成人病の多くが食事、運動などの生活習慣と関係が深いことが明らかになり、一九九六年から厚生省は生活習慣病という概念を提唱して、疾患の予防に努めるようになった。国際的にも、lifestyle related disease という言葉はある程度用いられており、一般にはわかりやすい概念といえる。

問題はその範囲を明確にすることが、容易でないことである。

たとえば糖尿病の大部分を占める2型糖尿病は生活習慣病の代表と考えられており、事実多くは肥満、運動不足などの生活習慣と関連して発症する。しかし一部には、ある遺伝子の突然変異によって起こり、生活習慣とは関係のない単一遺伝子病が含まれている。

また高齢社会で大きな問題となる認知症や、増え続けるパーキンソン病も、どこまで生活習慣と関係があるか、明らかでない。もうひとつ例を挙げると、がんのなかには喫煙など生活習慣に関連するものもかなりあるが、多くは生活習慣とは無関係に起こるのではないかと推測されている。がんのどこまでが生活習慣に基づくか、それはがんの種類によっても異なるし、明確に決めることは不可能である。

このように「生活習慣病」は一般には理解しやすく、予防をうながすという意味で役立つが、科学的にその範囲を明確に決めることがむずかしい疾患概念であると言える。

一方、国連とWHOが提唱したNCDは感染症や外傷以外の疾患の総称であり、科学的には正確に定義できるが一般にはわかりにくい。そこでがん、心筋梗塞、糖尿病など、例を挙げて、NCDの特徴を説明している。NCDは生活習慣病とオーバーラップするが、より幅の広い概念といえる。

いずれも政策的な疾患概念として生まれたもので、どちらを用いてもよいと考えられるが、本書では正確を期するため国際的に広く用いられているＮＣＤを使用することとする。

健康長寿のための医学

目次

第1章

少子高齢化とその社会への影響

人口構成の変化

人口構成をあらわす方法として、人口ピラミッドがよく用いられる。これは〇歳からの各年齢の男性と女性の数を、それぞれ左右に棒グラフでプロットしたものである。一般に、出世時がもっとも人口が多く、成長に従ってしだいに減少するのでピラミッド型になる。

図1は日本の人口ピラミッドの、時代による変化を示したものである。一九三〇年には典型的なピラミッド型であったが、一九七〇年になると若年の人口が減ってやや不規則な形になり、ある年齢以上にピラミッド型が残っていた。現在ではピラミッド形は消失して不規則な形となり、二〇五〇年になると逆三角形に近い形になると推計されている。

このような人口構成の変化は、第二次世界大戦後に始まった。

図2は日本の出生率と総出生数の変化を示したもので、合計特殊出生率(一人の女性

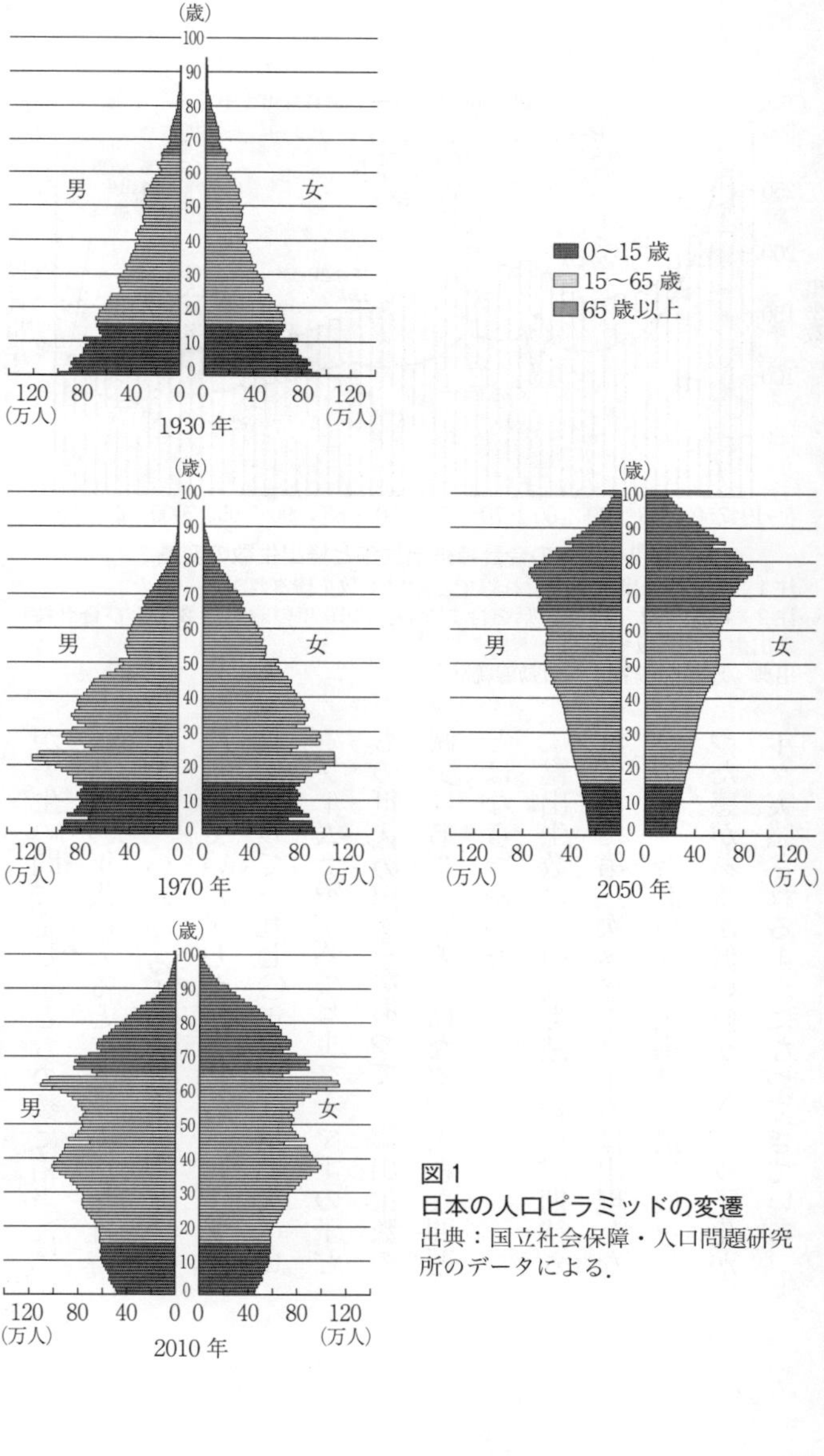

図 1
日本の人口ピラミッドの変遷
出典：国立社会保障・人口問題研究所のデータによる．

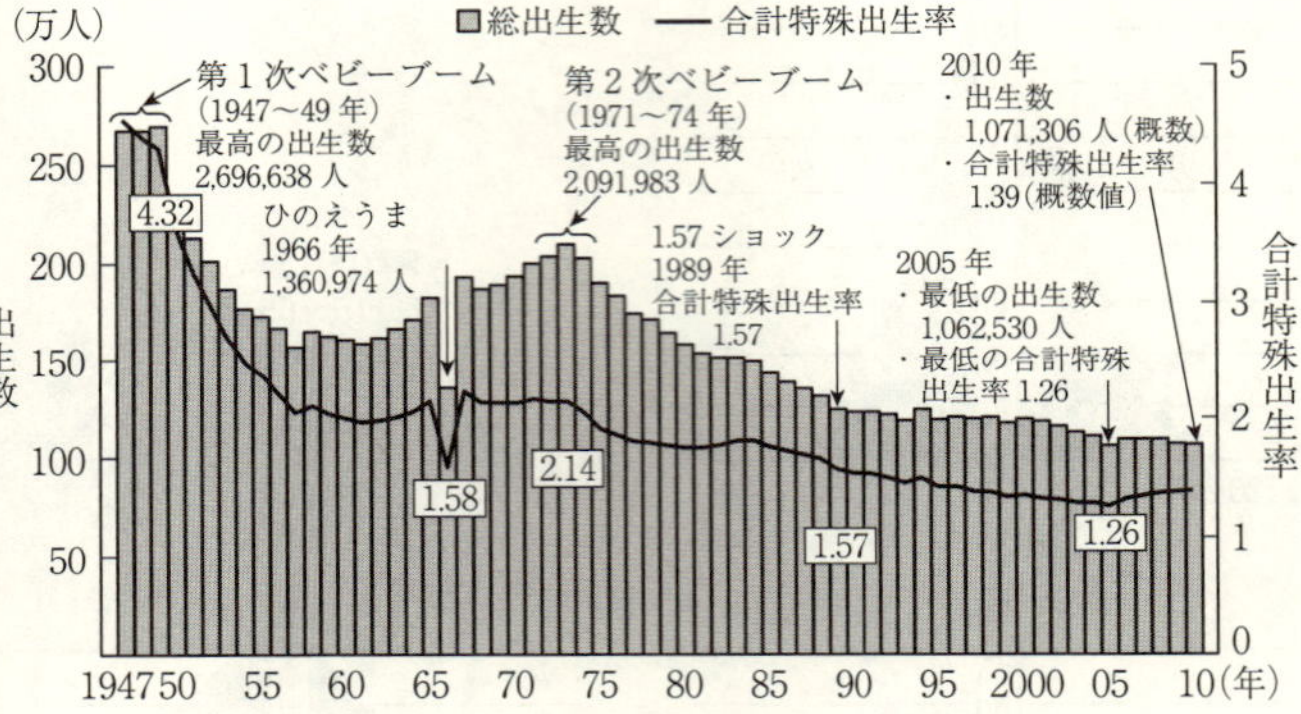

図2　日本の合計特殊出生率と総出生数の変遷

注1：合計特殊出生率を折れ線で，総出生数を棒グラフで示した．
注2：1947〜72年は沖縄県を含まない．2010年の総出生数および合計特殊出生率は概数である．
出典：厚生労働省「人口動態統計」．

が一生の間に産む子どもの数に相当)は、一九七〇年代に入ると二・一(人口を維持できる、いわゆる人口置換水準)をすでに割っていた。しかし戦後のベビーブームに続いて一九七〇年代には第二次ベビーブーム(第一次ベビーブーマーの子どもの世代の出産)があって、総出生数の減少はあまり顕著ではなく、大きな問題とはならなかった。

総出生数はその後も減り続け、期待されていた第三次ベビーブームは出現しなかった。合計特殊出生率は、最近底を打った感があるが低い値が続き、少子化が年々実感されるようになってきている。

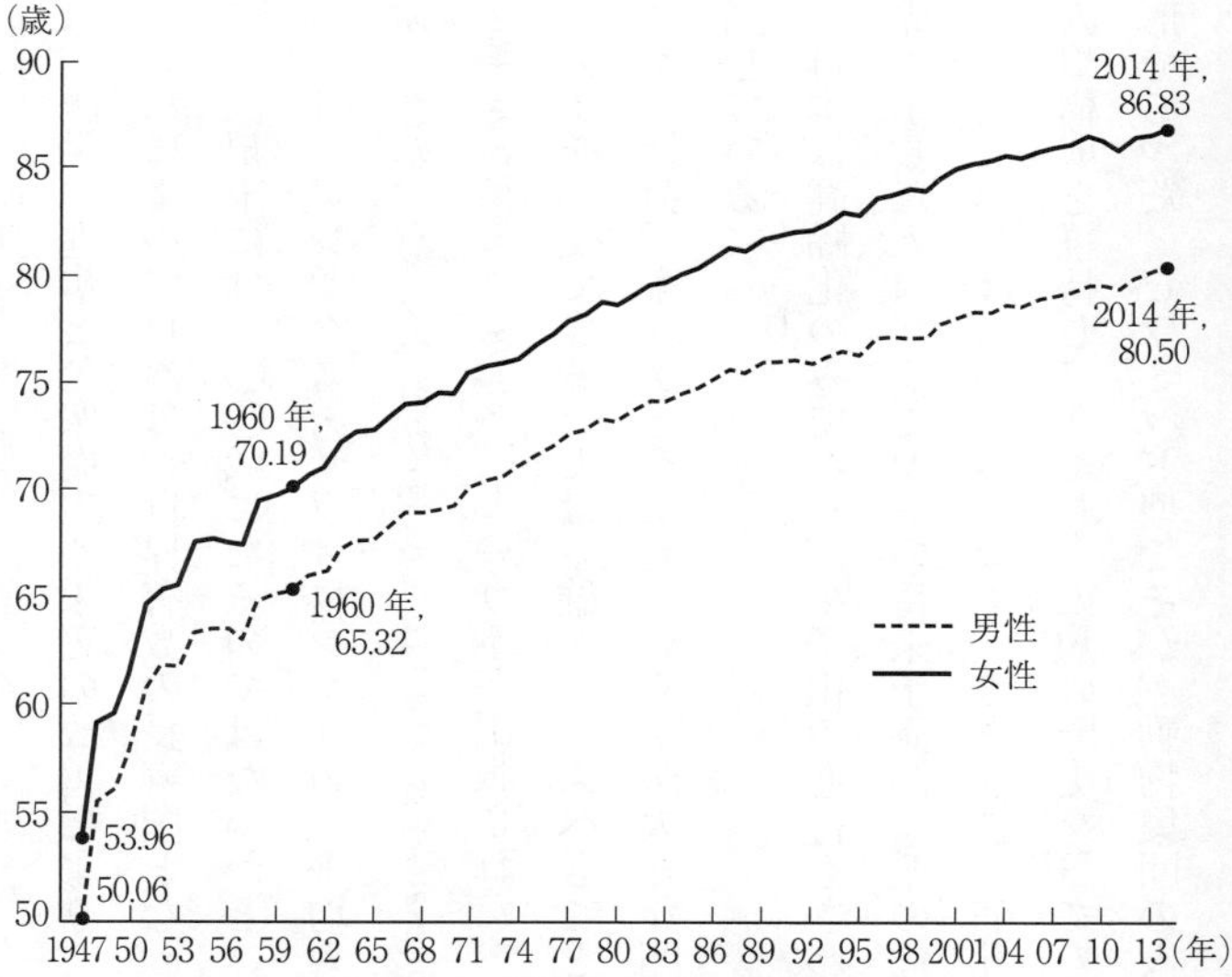

図3　日本人男女の平均寿命の推移

出典：厚生労働省の資料による．

一方、日本人の平均寿命は戦後、最初の一五年ほどは急速に、その後も着実に伸び続け、二〇一四年には男性八〇・五〇歳、女性八六・八三歳となったと推計されている(図3)。

平均寿命は、生まれたばかりの子どもが平均何年生きられるかを示したもので、小児期や青年期の死亡が多いと、大きく影響される。戦後初期の急速な伸びは、感染症による小児や青年の死亡の減少によるところが大きい。その後は、医学の進歩と公衆衛生や栄養の改善により、高齢者の寿命が伸びたためである。

それによって日本は、世界有数の長寿国となった。平均寿命は現在も伸び続けており、二一世紀末には一〇〇歳になるのではないかという予測もある。

最近、アレックス・サヴォロンコフの『平均寿命一〇五歳の世界がやってくる――喜ぶべきか、憂うべきか（原著は *The Ageless Generation. How Advances in Biomedicine Will Transform the Global Economy*）』という本が出版された。ひとたびこの世に生を受けた人が、長い人生を享受できることは、確かに喜ぶべきことである。しかし、増え続ける高齢者を、国家、社会、家族がどう支えていくかが大きな問題となりつつあることを、この書は指摘している。

日本は高齢化のみでなく、少子化の進行もきわめて著しいので、とくに影響が大きい。先に示した人口ピラミッドの将来予測が、その危惧を明瞭に示している。

考えてみれば人類のみでなく、さまざまな哺乳動物の集団も基本的にピラミッド型の人口構成を維持してきたし、人類の歴史を見ても二〇世紀の中ごろまでは基本的にこの形であった。ピラミッド型こそが、動物集団の人口構成の原型であったわけである。

したがって日本は、少し大げさな言い方になるかもしれないが、進化の過程で今までの生物が経験したことのない特殊な人口構成をもった社会に変わりつつあると言える。それがどのような問題を私たちにもたらすのか、そのなかでどのように健康を守っていくのか、がいま問われていると言えよう。

少子化の原因

日本の人口構成の問題点の一つは、急速に進んだ少子化である。その原因として環境がよくなると出生数が減るという生物学的要因を完全には除外できないが、主要なものは社会的要因、すなわち非婚化、晩婚化が進んだことによるものであろう。

欧米、とくに北欧やフランスでは法律的な結婚をしない事実婚が増え、結果として出産が増加して、それがいったん進行した少子化に、ある程度歯止めをかけるという現象が見られている。しかし日本では事実婚での出産の数はきわめて少なく、この点が北欧とはかなり異なっている。日本のみでなく、韓国、香港、台湾など、他の東アジア諸国やイタリア、スペインなどの南欧諸国でも日本と同様な傾向が見られている。

日本では結婚した夫婦の子どもの数も、ある程度は減少しているが、少子化の原因はやはり非婚化、晩婚化に帰することができる。たとえばもっとも受胎確率が高い二〇歳代の未婚率は女性で六〇％を超えており、三〇〜三四歳でも三四・五％に達している。婚活という言葉が一時、流行し、結婚願望はとくに女性の間で少なくないと考えられるが、なかなか増加に転じないようである。

晩婚化の要因は単純ではない。女性が高学歴となり、大学卒業後も仕事につくことが多くなったこと、核家族化が進み子どもの養育を助ける祖父母が近くにいない場合が多いこと、保育所などの施設が不備であること、男性の収入だけで生活することがむずかしくなったことや男性の育児への参加が進まないこと、非正規の雇用が増えたことなど、さまざまな要因がある。

何よりも女性の人生が、かつてのように家庭の主婦になること以外に、多様化してきたことが大きいかもしれない。さらに男女ともある年齢に達すると結婚しなければならないというかつての社会的な規範（ノルム）のようなものがなくなり、個人に意志決定が委ねられるようになったことが、晩婚化、非婚化に拍車をかけていると言ってよいであろう。

また日本では、かつてパラサイト・シングルという言葉が流行したことがある。これは、欧米とは違って独身で両親と同居している場合が多く、快適な生活ゆえについ婚期が遅れる傾向があることを示した言葉である。

さらに子どもを持たない人が増えるにつれ、子どもを持つ人々の経済的コストが増加し、それが子どもを持とうとする意欲を減退させる原因となることが経済学者によって指摘されている。「低出生率の罠」と名づけられた現象で、日本はいま、その「罠」に陥ろうとしていると言ってもよいかもしれない。

加齢と卵巣機能の変化

卵子は胎生期には卵巣に約七〇〇万存在するが、出生時にはおよそ二〇〇万まで減少する。その後も成長とともに減り続け、思春期には二〇～三〇万になる。性周期が始まると、下垂体から分泌される卵胞刺激ホルモンに反応して一部の卵子は成熟するが、最終的に排卵されるのは通常一個のみである。卵子はその後も減り続け、ゼロに近づくと閉経する。一般に出生後の卵巣では、新しく卵子がつくられることはないと考えられている。

女性の妊娠率は二〇歳代がもっとも高く、三五歳以降は加齢とともに急速に低下する。また三五歳以降になると、ダウン症候群などの染色体異常が増加し、流産の率も高くなる。

日本生殖医学会によると、不妊のカップルは、五〜一〇組に一組ぐらいと推定されており、最近増加の傾向を示しているが、その原因の多くは、晩婚化であると考えられる。しかし、まだ解明されていない一つの謎がある。それは明治・大正時代には四〇歳代の出産がかなり多かったのに、現在の女性はなぜその年齢で妊娠できなくなったのかという疑問である。避妊法のなかった時代の女性は二〇歳ぐらいに始まって妊娠・出産をくりかえしていたので、かなり高年齢まで妊娠できたのではないかと考えられている。その点で詳細は不明であるが、一度も出産していない現在の四〇歳の女性とは異なっている可能性がある。

二〇一四年現在、生涯非婚率(五〇歳で未婚である率)が男性で二〇・一四%(一九八〇年には二・六〇％）、女性で一〇・六一％（一九八〇年には四・四五％）と増えつつある。生涯非婚率の増加は、将来単身の高齢者の増加につながり、介護やその他の社会保障のあり方とも関連して、重要な問題になると予想される。

人口学的な好機、あるいは人口ボーナス

少子高齢化がなぜ問題になるのかと言うと、人口構成の変化が経済、雇用、社会保障、医療など、社会システムのさまざまな側面に、ひいては紛争などの国際関係にまで大きく影響するからである。

これと関連して「人口ボーナス」という言葉が用いられることがある。それは一五〜六四歳の生産年齢人口が、六五歳以上、一四歳以下の従属人口の二倍以上ある状態と定義されることが多い。このような社会では国民総生産の増加が、したがって経済の発展が起こりやすいので、人口構成によるご褒美《ほうび》という意味で、人口ボーナスと名づけられた。

日本、イタリアなどは一九九〇年代にこのピークが終わり、現在中国、韓国がピーク

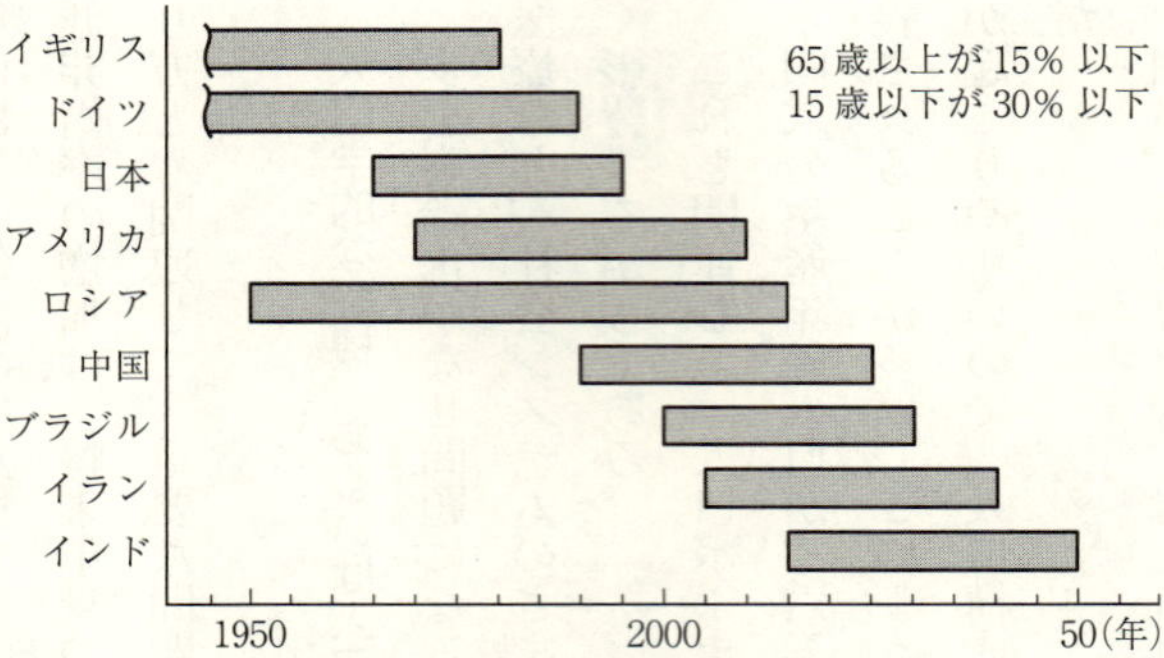

図4 「人口学的な好機」の国際比較

注：「人口学的な好機」は，65歳以上の人口が総人口の15% 以下，15歳以下の人口が30% 以下の状態をいう．

出典：アメリカのNICの報告書“Global Trends 2030: Alternative Worlds”のデータに基づいて作成．

に達している。やがてブラジル、インドネシアなどが最大の人口ボーナス期を迎え、遅れてインド、南アフリカなどが二〇四〇年以降に人口ボーナスのピークに達すると予想されている。

もうひとつのデータを示してみよう。アメリカの国家情報会議（NIC）は専門家を集めて議論し、二〇三〇年のグローバルトレンドを二〇一二年末に発表した。そのなかで「人口学的な好機（demographic window of opportunity）」という言葉を使っている。その定義は人口ボーナスの定義と似ているが、六五歳以上の人口が一五％以下、一五歳以下の従属人口が三〇％以下を言う。

図4はそれを簡略化して図示したものであるが、好機が一番早く終わったのがイギリスで一九八〇年、ついでドイツが一九九〇年、日本が一九九五年、アメリカは移民が多いので少し遅く二〇一〇年ごろである。

好機(機会の窓)という言葉を使っているのは、その時期にもっとも経済成長が起こりやすいからであって、日本の「機会の窓」はほぼ高度経済成長の時期と一致している。人口構成の変化は、経済にのみ関係するわけではなく、医療にもきわめて大きな影響を及ぼす。

日本の国民皆保険制度は一九六一年に確立されたが、それは「機会の窓」が開かれようとしていたころである。これは保険制度であるから、基本的には被保険者が保険金を納め、さらに受診した場合には窓口で一定額を支払う制度であった。しかし高度経済成長とともに福祉国家の掛け声のもと、一九七〇年代になると高齢者医療費の自己負担の廃止、高額医療の公費負担が始まり、さらに二〇〇〇年には介護保険制度も導入されて、医療費の公費による負担は増加の一途をたどるようになった。

現在、戦後生まれのベビーブーマーが引退し始め、高齢者が急速に増加するとともに、

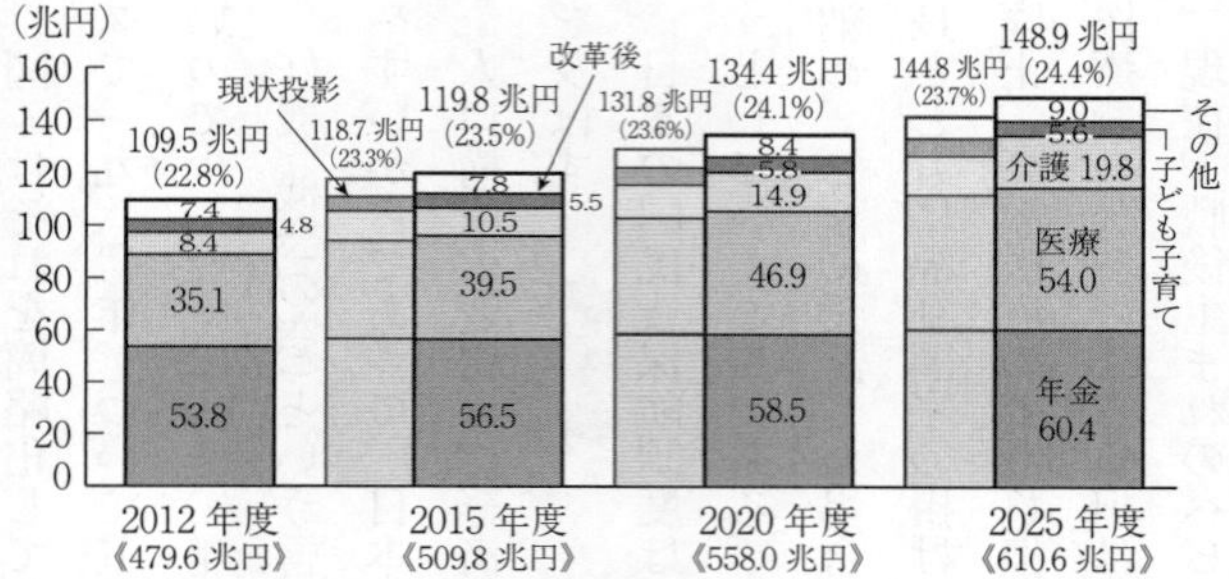

図 5　社会保障に係る費用の将来推計について(改定後．2012 年 3 月)

注 1：上図の子ども子育ては，新制度の実施等を前提に，保育所，幼稚園，延長保育，地域子育て支援拠点，一時預かり，子どものための現金給付，育児休業給付，出産手当金，社会的養護，妊婦健診等を含めた計数である．

注 2：( )内は対 GDP 比である．《 》内は GDP 額である．

出典：厚生労働省の資料より．

高齢者の保険の一部を負担してきた現役世代が減少しつつある。たとえば七五歳以上の後期高齢者の医療費のかなりの部分は、現役世代の保険料で賄っているわけで、そういう現状を今後も続けることはむずかしくなってきている。

図5は、社会保障にかかる費用について、人口の将来推計と、内閣府の経済財政の中期試算・慎重シナリオに準拠して、厚生労働省が推計した結果を示したものである。

高齢者の増加によって、年金も増えるが、医療費、介護費の伸びのほうが著しい。改革後とは、「社会保障改革の具体策、工程、および費用試算」を踏まえて、推計されたものである。その結果、二〇二五年には、医療費は五四・〇兆円、介護費は一九・八兆円に達すると予測されている（厚生労働省の資料による）。

現在、医療費はおよそ四〇％、介護費は五〇％が公費負担であるが、団塊の世代が後期高齢者医療保険に入るようになると、公費負担が増加することは確実である。というのも、医療費は年齢によって、著しく異なるからである。

図6は〇歳から一〇〇歳以上までの、各年齢の一人当たりの医療費を示したもので、一〇〜三九歳の間が最低で、その後徐々に増加し、七五歳以降は顕著に増加する。七〇歳までは外来の割合が高いが、八〇歳代になると入院の割合が高くなり、総額もいっそう多くなる。

介護が必要となる率、要介護認定率もほぼ同様の傾向を示し、七〇歳以降徐々に増加するが、八五歳を超えると著明に増加する。

団塊の世代が七五歳に達するまで、残された時間は長くはないので、そのなかで何をなすべきか、解決すべき問題があまりに多いだけに私たちは足のすくむ思いすらする。

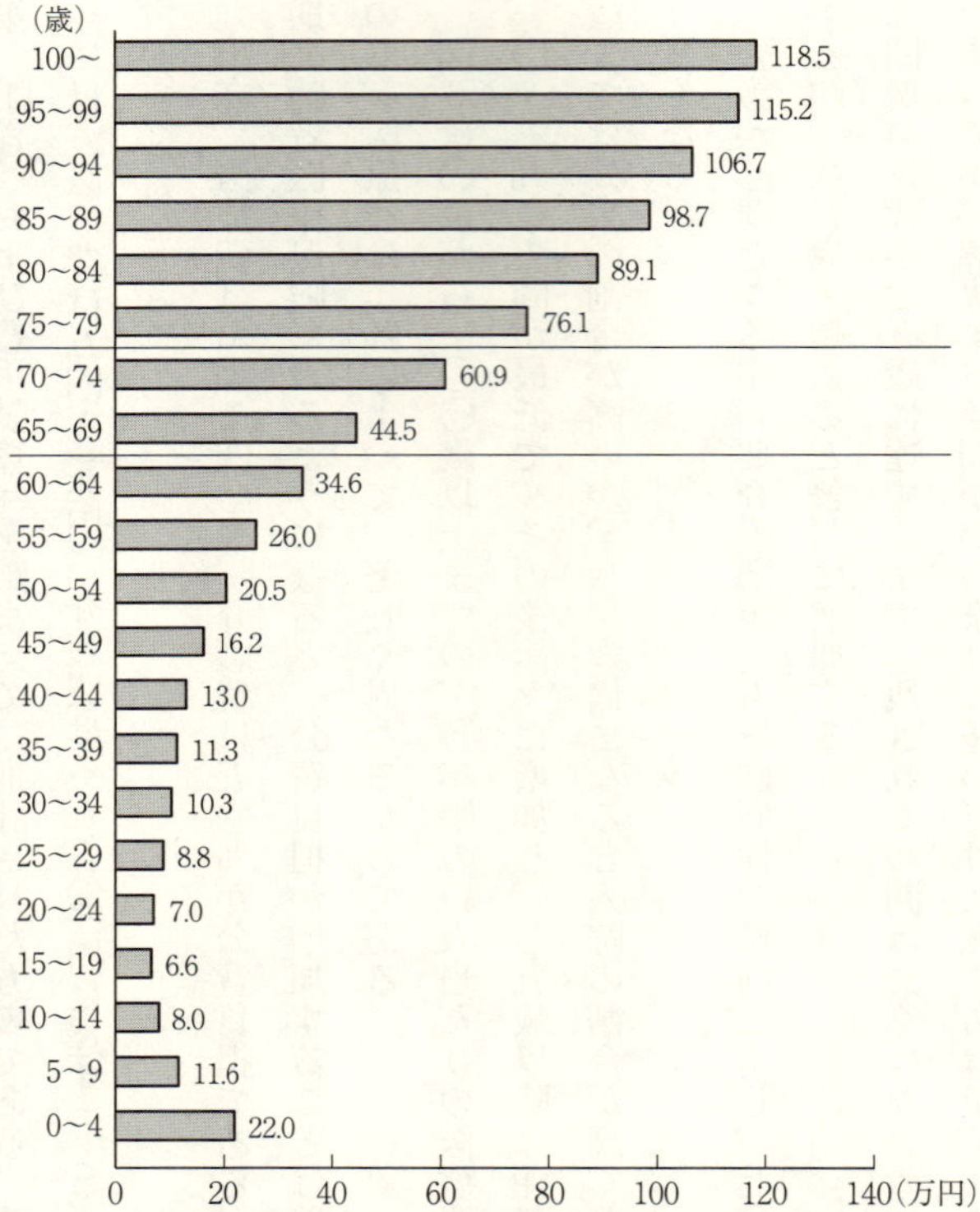

図 6　年齢階級別にみた 1 人当たりの医療費(2010 年度．医療保険制度分)

出典：「医療給付実態調査報告」(厚生労働省保険局)等より作成．

それは制度改革のためには、政治の主導が何よりも大切であるが、現在の政治には国民の嫌がる政策を思い切って実行する力が弱くなっていると思わずにはいられないからである。しかし残された時間のなかで、限られた資源を活用して一人でも多くの人の健康を守るために医学は何をなすべきか、その一部でも本書で述べることができれば幸いと考えている。

第2章
高齢社会で問題となる疾患、ＮＣＤ

国連および世界保健機関（WHO）の活動

二〇一一年、国連は高級者（ハイレベル）会合を開き、全世界で増加しつつあるNCDについて議論をした。政治、経済、人道問題などが中心の国連が健康問題を取り上げたのは、二〇〇一年のエイズに続いて二度目である。それほどNCDが世界に大きな影響を及ぼしつつあると言えよう。WHOもさまざまな施策を通して、この問題の重要性を訴えつづけている。

つい最近まで、グローバルな健康問題を考える場合、エイズ、結核、マラリアなどの感染症がもっとも大きな課題であった。確かに感染症は現在も多くの国で人命を奪っている重要な健康問題であり、最近流行したエボラ出血熱も死亡率が高く、世界を震撼《しんかん》させた。しかし総死亡数でみると、感染症よりも非感染性のNCDのほうが、はるかに多くなってきている。

図7は高所得国、上位中所得国、下位中所得国、低所得国における男女の死亡の原因

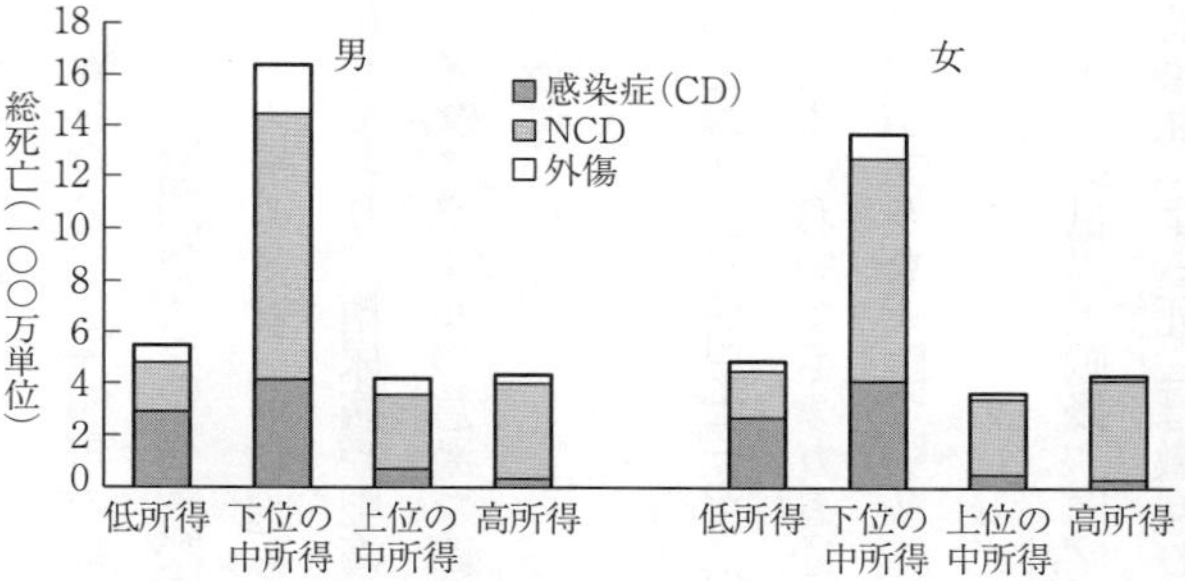

図7　世界各国の男女の死亡原因と経済規模の関係

出典：国連総会 2011 の資料より引用(WHO の報告 2010．世界銀行の収入グループを利用)して分類．

を、感染症、NCD、外傷にわけて示したものである。男女とも低所得国では感染症が最大の死亡原因であるが、下位中所得国以上では、NCDが最大の数を占めるようになってきている。

WHOによると、全世界で毎年三六〇〇万人以上がNCDで死亡しており、その八〇%は低または中所得国である。NCDで死亡するのは家庭を持った四、五〇代の中年世代が多く、その家族、社会、国家への負の影響はきわめて大きいと言える。

低・中所得国では社会保障の制度も十分ではないので、中年世代での死亡が増えると、家庭ひいては社会にいっそう深刻なダメージを与えることになる。国連が懸念しているのは、その点であると考えられる。

WHOの二〇一四年の統計によると、世界全体でみた場合、死因の一位は虚血性心疾患(心筋梗塞《こうそく》などの冠動脈疾患)、二位は脳卒中、三位は慢性閉塞性肺疾患(肺気腫などの、末梢の気管支や肺胞の病変、COPD)である。中所得国では、生活が急速に西欧化しており、糖尿病や肥満が著しく増加していることが、その背景にあると考えられる。ライフスタイルの急激な西欧化が、なぜこれらの疾患を急増させるのか、それについては後に述べる。

死因からみた日本におけるNCD

日本においても一九五〇年ごろまでは、結核、肺炎・気管支炎、下痢・腸炎などの感染症が主要な死因で、多くの子どもや若い男女の命を奪ってきた。とくに結核は国民病として、さまざまな対策がなされてきたが、必ずしも成功しなかった。

第二次世界大戦後、医学の進歩、公衆衛生の改善などによって、結核をはじめとする感染症による死亡は激減した。そして、図8に示すようにしだいにNCDによる死亡が

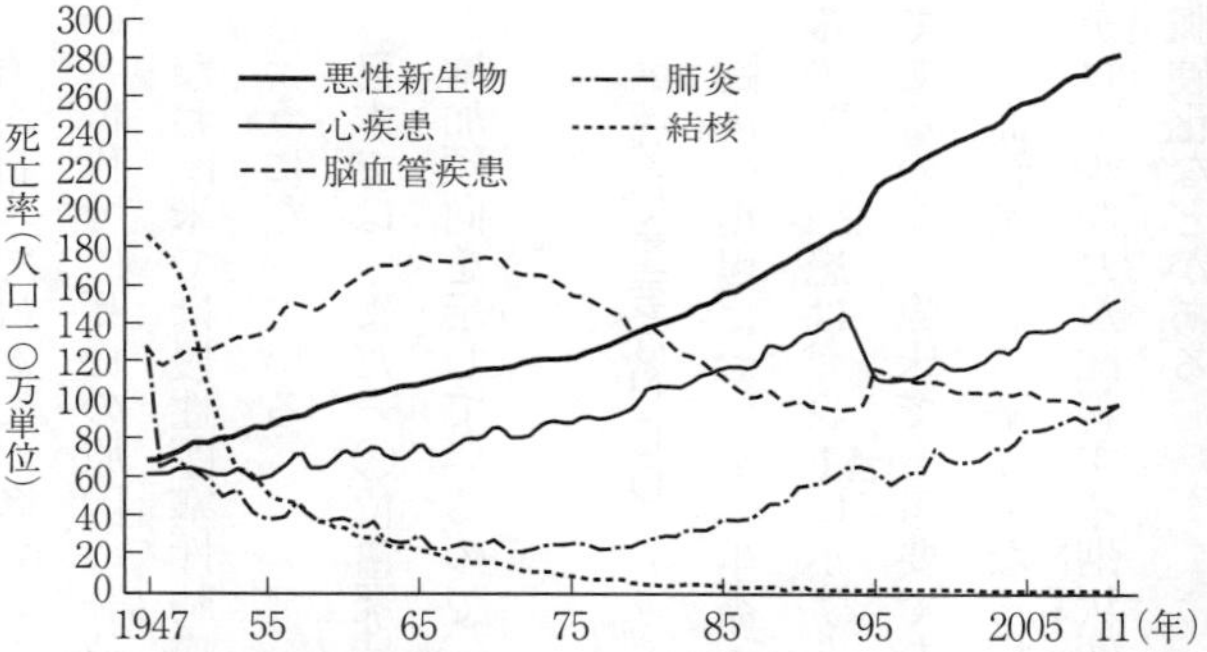

図8　日本の，主な死因別に見た死亡率の年次による推移
出典：厚生労働省の資料による．

増加し、現在では一位が悪性新生物（がん）、二位が心疾患、三位が肺炎、四位が脳血管疾患となっている。

感染症である肺炎はいったん減少していたが、一九八〇年代になってからしだいに増加し、ごく最近、脳血管疾患を抜いて三位となった。

現在の肺炎は高齢者の増加に並行していて八〇歳以上に多く、誤えんや食道逆流症（胃内容が睡眠中などに逆流する病態）などによって、異物が肺に入って起こるものと考えられる。したがってその基礎に何らかの慢性疾患があることが多く、主要な死因は、やはりＮＣＤであると考えてよい。

このような傾向は先進国にある程度共通しているが、欧米諸国では、心疾患による死亡率が高く、一方、日本ではがんが多いのが特徴である。年齢的にみると、日本人では四〇～九〇歳の各世代で、死亡の原因の一位はがんである。

なお欧米では慢性閉塞性肺疾患(COPD)が増加し、アメリカでは死因の三位を占めるようになっている。

日本では、まだ一〇位(男性のみで見ると八位)であるが、診断基準の問題もあり、また増加傾向を示しているので、今後重要になると考えられている。

臨床的に重要なNCD

臨床の現場において、生命を脅かすか、生活の質(quality of life QOL)を低下させる主要な疾患は、表1に示すとおりである。がん、心血管系疾患は、生命を脅かす疾患であるので、臨床でも重要であることは、いうまでもない。

心血管系疾患の基礎となる病変は、主として動脈硬化である。動脈硬化には、コレステロールなどが沈着する粥状《じくじょう》硬化(アテローム)、大血管の中膜石灰沈着性硬化、最小動脈硬化などがある。

表1　臨床的に重要なNCD

がん
心血管系疾患
糖尿病，高血圧／メタボリック・シンドローム
認知症，その他の神経変性疾患
慢性閉塞性肺疾患
骨・関節疾患
感覚器(眼・耳)疾患

粥状硬化はプラークと呼ばれる病変を作り、その破裂によって血栓を生じて血管を閉塞し、心筋梗塞や脳梗塞を来たすので重要である。粥状硬化の初期の病変は若いときから始まるが、糖尿病、高血圧、脂質異常症(血中コレステロール、中性脂肪などが増加する病態)などが存在すると進行が加速される。

こうした血管病変のリスク因子が集積した病態は、最近ではメタボリック・シンドローム、俗称メタボ、と呼ばれ注目されている(四八ページ参照)。

すでに死因のところで述べたように、日本ではまだあまり注目されていないが、慢性閉塞性肺疾患も、高齢化が進むなかではとくに重要な疾患で、長期にわたる喫煙が、主要なリスク因子である。

高齢化とともに症例が増えている疾患にアルツハイマー病などの認知症、パーキンソン病、筋委縮性側索硬化症などの神経変性疾患がある。

神経変性疾患とは、脳や脊髄の特定の神経細胞が変性して徐々に死滅していく、現在なお原因の明らかでない疾患群である。症状があらわれたときにはすでにかなりの神経細胞が死滅しており、治療がむずかしい。そのため、症状があらわれる前に予測して治療する、後に述べる先制医療、あるいは死滅した細胞を再生させる再生医療の研究が進められている。

そのほか骨、関節の疾患(骨粗鬆症《こつそしょうしょう》や変形性関節症)は、ほとんどの人が高齢になると程度の差はあれ罹患《りかん》するNCDである。骨、関節軟骨、筋肉などの容量と機能が加齢とともに低下することによるもので、後に高齢者の疾患のところで述べる。また老人性難聴、加齢に伴う眼の疾患(緑内障、加齢黄斑《おうはん》変性)も、QOLを低下させるという意味で、重要である。

NCDはどのようにして起こるのか

NCDは一般に、遺伝素因と環境因子が働きあって発病すると考えられている。もちろん大多数のがんのように、遺伝素因がどこまで関与しているか明らかでないものもあるが、多くのNCDには遺伝が多かれ少なかれ関係していることは確実である。

その理由として、糖尿病などかなりのNCDには、家族内で多くの人が発症することが知られている。また同じ遺伝子を持っている一卵性双生児とそうでない二卵性双生児を比較すると、発症の一致率(双生児の一方が発症したとき、もう一人も発症する率)は一卵性で高く、このことも遺伝素因が重要であることを示している(第4章五四ページ参照)。

しかし他方では、環境因子も大きく影響する。それはいろいろなNCDが生活環境の変化が著しい発展途上国で急速に増えていることからも明らかである。しかも第5章で詳しく述べるように、胎生期から生後の早期の環境の重要性も明らかになりつつある。環境因子は人生のさまざまな時期に、異なった働き方をするものと考えられる。

多くのNCDは中年以降に発病するので、その発症に加齢という現象が関与していることは確実である。しかし加齢がどのようなメカニズムで起こるのか、中心となる変化は何か、それがNCDとどのように関わるのか、まだ十分にはわかっていない。

このようにNCDは、遺伝と環境因子の相互作用のもと、長い経過の後に発症し、加齢という要素も関係している疾患としてとらえて、本書を書き進めることとする。

NCDとマイクロビオーム

環境因子の一つとして最近注目されているものに、人体に共生する微生物、とくに多くの種類の細菌があり、マイクロビオームと総称される。

人体には、消化管、口腔、鼻咽頭、皮膚、女性では膣などに多数の細菌が共生しており、その総数はおよそ六〇兆個ともいわれる人体の細胞数の数倍にも達する。腸内には一〇〇種以上の細菌が、一〇〇兆個以上存在し、糞便のおよそ半分は細菌の死骸である。

最近、ゲノム解析技術の進歩によって、これら共生する細菌の種類を同定できるようになった。共生細菌には多くの種類があり、共生する部位によって異なるが、分類の単位である門のなかでは、ファーミキューテス門、バクテロイデス門、放線菌門に属するものが多い(図9参照)。

ヒトのマイクロビオームは出産時に母から伝えられ、またその他の経路で家族などか

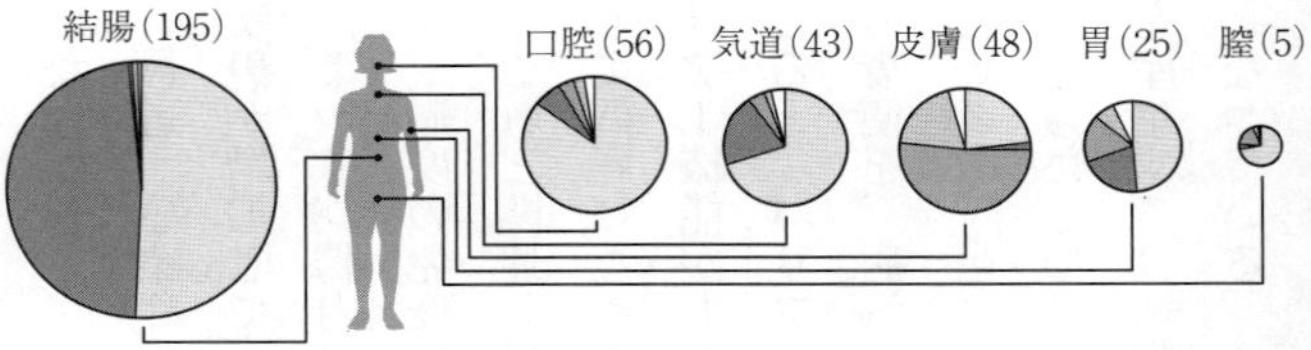

図9　人体に常在する菌の存在部位

注：カッコ内の数字は一個人が保有する菌のフィロタイプ(系統型)数の平均値を示す.

出典：E. Pennisi, *Science* 330: 1619, 2010より引用.

ら移行して、生後三年ぐらいでその種類がほぼ定まり、基本的には終生続くこと、家族内では類似性があること、食物の種類によって変化することなどが知られている。

腸内細菌は、繊維成分など人の消化酵素では消化できないものを分解すること、病原菌の侵入を阻止すること、短鎖脂肪酸、乳酸などの物質を作ることなどが知られるようになった。

また腸は巨大な免疫器官で、そこには多数のリンパ球が存在するが、それらは腸内細菌と相互作用をして、免疫系の均衡を維持していることが知られるようになってきている。とくに細菌の産生する物質が、リンパ球の一種である制御性T細胞の分化を誘導し、過度の免疫応答を抑制していることが明らかになった。

最近、感染症の減少とともに、ぜんそく、花粉症、食物アレルギーなどのアレルギー疾患が増加して、重要な医学的課題となっている。その理由として、環境や食物の変化によって、腸内マイクロビオームが変わり、制御性T細胞の分化に異常を来たしたことが、過度の免疫反応が起こる要因になっていると考えられている。

これと関連して、クローン病、潰瘍性大腸炎などの炎症性腸疾患が、先進諸国で増加して問題になっている。腸は食物を介して常に多くの外来性の細菌に触れているが、バリアー機能があってその体内への侵入を防いでいる。しかし腸内細菌の種類に変化が起こると、バリアー機能が破たんして、炎症が起こると考えられている。そこで健康な人の糞便を、病気の人の大腸に注入する、糞便移植療法が盛んにおこなわれるようになっている。

さらに1型糖尿病は若年者に多く、膵《すい》ランゲルハンス島（以下、ラ氏島）のインスリンを産生するβ細胞に対する自己免疫によって起こるが、欧米ではその顕著な増加が問題となっている。

たとえばフィンランドでは、一九五〇年以降に、1型糖尿病が五・五倍も増加して注目されている。この増加にも、腸内マイクロビオームが関与している可能性が大きい。

糖尿病とマイクロビオーム

ここで糖尿病のことに、少しふれておきたい。

糖尿病には1型、2型、その他の特殊な型(妊娠糖尿病、他の疾患に伴う糖尿病など)がある。1型は自己免疫によってβ細胞が破壊されて起こるもので、インスリンの不足により高度で重篤な糖尿病となる。幸いなことに、欧米諸国に比べて、日本では少ない。

2型は、たとえば肥満や加齢などによってインスリンの作用が障害されたとき、それに応じてインスリン分泌を増加させることができない病態で、糖尿病の大部分を占めている。1型に比べて、インスリン不足の程度は軽い。以下、単に糖尿病といえば、この本では2型を指している。

この2型糖尿病にも、腸内マイクロビオームが関与している可能性がある。その理由の一つとして、腸内細菌が産生する物質、とくに短鎖脂肪酸が、インスリンを分泌するラ氏島のβ細胞に直接作用する可能性が指摘されている。またマイクロビオームの変化は、肥満を誘導してインスリンの需要を増大させ、その結果として糖尿病を起こす可能性も考えられている。さらに腸内細菌が産生する物質が、脂肪蓄積による肝障害を起こすという動物実験の成績もある。肝障害によってもインスリンの需要が増すので、糖尿病を起こす一因となる。

このように腸内細菌は、その宿主(ここではヒト)の、糖や脂肪などの物質代謝に関与していると考えられる。そのなかでもとくに重要なのが、肥満である。最近、全世界で肥満が増加しており、それが糖尿病や心筋梗塞などのリスクを高めるので、注目されている。

たとえばM・J・ブレイザーによると、アメリカで一九九〇年には一二%であった肥満が、二〇一〇年には三〇%を超えている。このことを食事や運動不足のみで説明することは困難で、マイクロビオームが関わっている可能性が大きい。

事実、肥満マウスと正常体重のマウスの間で、腸のマイクロビオームに相違があることが知られているし、ヒトでも同様のことが観察されている。その理由として、腸内細菌が産生する物質が、生体の代謝調節系に影響する可能性が指摘されている。

マイクロビオームの変化と疾患

マイクロビオームが変化する一つの原因として、抗生物質の乱用がある。病原菌に対して用いられた抗生物質は、人体に共生してきた細菌にも影響し、マイクロビオームを変化させる。抗生物質はまた家畜に対しても成長を促進するため用いられているが、それが自然環境のなかでの細菌の種類を変化させ、人体のマイクロビオームを変える可能性もある。

現在医療の現場では、風邪であっても念のためと言って抗生物質の処方をすることがあり、またそれを患者から希望されることもある。しかし、抗生物質には諸刃《もろは》の剣《けん》の面があり、そのマイクロビオームへの影響について、今後さらに慎重な研究が必要であろう。

以上、主として腸管のマイクロビオームについて述べたが、その他の部位のマイクロビオームも種々の疾患に関与している。

たとえば口腔内には、多数の細菌が存在し、虫歯や歯周病の原因となる。歯周病は歯垢《しこう》(プラーク)内に存在する三〇〇～五〇〇種の細菌の一部が関与して起こると考えられ、高齢者ではきわめて高率に認められる疾患である。その細菌の一部は血中に入り、心筋梗塞、血管病、糖尿病などのリスクとなると考えられ、注目されている。

マイクロビオームの個人による相違には、以上述べたように環境因子の影響が大きいと考えられるが、遺伝素因も関与する可能性が指摘されている。それは多数例について調べた結果、マイクロビオームの細菌の構成と、遺伝子の個人差(多型)(第4章参照)との間に、関係があることが観察されているからである。また一卵性双生児と二卵性双生児を比較すると、マイクロビオームの類似性に相違があることも指摘されている。遺伝と環境の間の複雑な関係を、ここにも垣間見ることができる。

NCDとしてのがん

がんについて詳しく述べることは本書の目的ではないが、他のNCDとやや異なる点があるので若干ふれておきたい。

がんは現在、細胞の分裂、増殖を促進または抑制する機構に重要な役割を果たす遺伝子(がん遺伝子、がん抑制遺伝子など)の異常によって起こる疾患としてとらえられている。この遺伝子の異常のなかには、親から精子または卵子の遺伝子の突然変異として伝えられるものもある。乳がんにおけるBRCA1またはBRCA2の遺伝子変異、大腸がんにおけるAPC, hMSH1, hMSH2の遺伝子変異などが代表的なものとして知られている。こうした異常をもつものは、高率にがんを発症する。

しかし、多くのがんでは遺伝子の変異は体細胞で起こる。

人体は一個の受精卵から始まり、細胞分裂をくりかえしておよそ六〇兆個の細胞をもつ体へと成長する。また成人になっても、かなり多くの細胞が毎日死滅し、それが新しく補われる。こうした過程で遺伝子の複製がおこなわれるが、そのとき一定の比率で突然変異が起こる。この突然変異に対しては、それを修復する機構があるが、完全なものではない。

また細胞分裂以外のときにも、紫外線、放射線、化学物質などで、遺伝子変異が起こることがある。その多くは無害な場所に起こるが、ときにタンパク質の情報をもつ部位、

表2　がんの原因として寄与すると推定される環境などの要因

要　因	寄与の割合
喫　煙	30%
食　事	30
運動不足	5
職　業	5
遺　伝	5
ウイルス・細菌感染	5
生殖関連の要因	5
その他 （アルコール，紫外線など）	15

注：米国人を対象とした調査に基づく推計.
出典：ハーバード大学がん予防センター，1996年.

とくにがん遺伝子、またはがん抑制遺伝子などに変異が起こると、がんが発生する可能性がある。

生体には異常な細胞を細胞死させたり、分裂を抑制したりする機構もあるし、免疫系も監視してがんの発生を抑えていると考えられている。しかしこれらの機構を、変異した細胞が逃れて発育すると、がんとなる。先に述べた家族性がん以外の一般的ながんの発生には、このように細胞分裂に伴って起こる確率的な要素がある。日本人のおよそ五〇%もの人が、生涯の間にがんに罹患することも、こうした点を考えると理解できる。

家族性のがん以外の一般的ながんに遺伝素因が関与するか、いわゆる「がん素因遺伝子」があるか否か、あるとすればどこまで関与しているのかは、まだ明らかになっていない。がんのなかにも、遺伝素因が比較的関与すると考えられるものと、そうでないものがあって、がんの種類によって異なっている。

がんが他のNCDと異なるいま一つの点は、一部のがんで感染症が発症に重要な役割を演じている点である。肝炎ウイルスによって起こる肝がん、パピローマウイルスによっておこる子宮頸がん、HTLV1ウイルスによる成人T細胞白血病などがその例で、胃がんにもヘリコバクター・ピロリ菌の感染が何らかの役割を果たしていることは疑いがない。したがってこれらのがんに対しては感染の予防、ないしは治療が必要である。

なおがんの発症にかかわる要因としては、環境因子も重要であるので、少し述べておきたい。

表2は、がんの発症に種々の要因がどの程度寄与するかについて、ハーバード大学の研究チームが推定したものである。

もっとも多いのは喫煙と食事で、それぞれ三〇%を占めている。それらに次いで、運動の少ない生活様式、職業要因、がんの家族歴、生殖関連の要因(たとえばピルなど)である。このうち、喫煙、食事、運動の少ない生活様式などは、心血管系疾患、糖尿病など、多くのＮＣＤと共通する要因であることに興味が持たれる。

第3章

環境の変化はNCDにどのように影響するか

——糖尿病と高血圧を中心に

日本の糖尿病

糖尿病は日本では古くからある病気で、最初の確実な患者は藤原道長であると考えられている。平安貴族は糖分の多い濁り酒を愛飲し、外出は牛車《ぎっしゃ》、御所のなかでは輦《れん》を用いて運動が少なかったのが原因であろう。

しかし当時一般には糖尿病は、患者数が少ない病気であったと推測され、その状態は程度の違いはあれ、第二次世界大戦の後まで続いた。

日本で糖尿病患者の増加が注目されるようになったのは、高度成長期に入った一九六〇年代からである。厚生省(当時)は毎年のある一日の、全国の医療機関における糖尿病患者数を調査してきたが、このころから急速な患者数の増加が見られるようになった。

しかしこれは医療機関を訪問した患者数であるので、一九六一年、国民皆保険制度が確立されて病院にかかる患者が増えたという要素も入っており、実際の糖尿病の増加の程度はよくわからなかった。

そこで最近では日本のいくつかの地域で成人を対象とした検診をおこない、採血してヘモグロビンA1C（一定期間の血糖値を反映した指標）を測定して、糖尿病の有病率を推計する方法を採用するようになった。

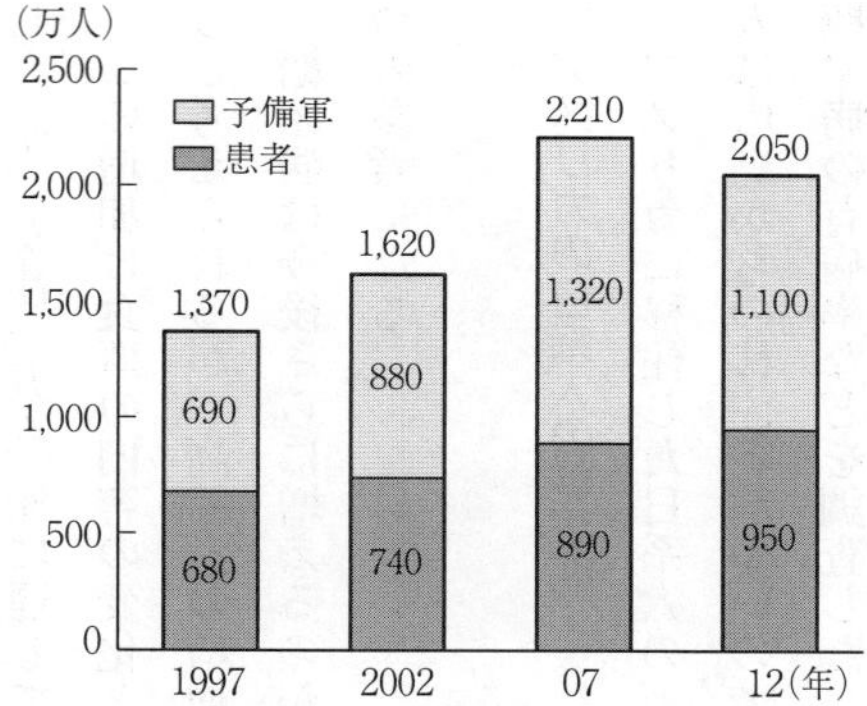

図10　糖尿病の有病率（ある時点での症例数）の推移．糖尿病を強く疑われる人と糖尿病の可能性を否定できない人（境界域，いわゆる糖尿病予備軍）の推定数
出典：厚生労働省の資料による．

図10は、その結果を示したものである。ヘモグロビンA1Cが一定の値を超えると糖尿病が強く疑われる人と判定し、その値と正常人の値との中間の人を糖尿病の可能性を否定できない人、「予備軍」と判定している。

この調査によっても日本の糖尿病は最近も少しずつ増えており、二〇一二年の結果では糖尿病が強く疑われる人は男性一五・七％、女性七・五％、糖尿病の可能性を否定できない人は男性一七・三%、女性一五・〇%に達している。

この増加は食事の内容の変化と車の利用をはじめとする運動量の減少が主な要因であると考えられるが、高齢者の増加も一因となっている。

糖尿病は今後さらに増えるのか、それを占うには、外国に移住した日系人の調査が一つの参考になる。

アメリカの日系人の糖尿病

アメリカに移住した日系人の調査は、ハワイで始まった。ハワイに住む日系アメリカ人は広島からの移住者が多いので、広島大学医学部の人たちがハワイの病院と協力して糖尿病の有病率などを調査した。一九八七年から八八年にかけての調査では、ハワイ、さらにそこからロスアンジェルスに移住した日系人では、広島の人よりも糖尿病が二〜三倍多いという結果が得られた。

またアメリカのワシントン州立大学のフジモト博士らは、ワシントン州のキング郡に住む日系アメリカ人(二、三世)を一九八七年に調査したが、成人の糖尿病の有病率は男性で二〇%、女性で一六%であり、ハワイの調査成績と似ていて、日本に住む日本人より糖尿病が多いという結果であった。しかもその数値は、同じ地域に住むヨーロッパ系の人(コーカソイド)よりも多いことが注目された。

生活習慣の違いとしては日本に居住している日本人と比較すると、移住者では運動量が少ないことと、食事としては脂肪摂取量が多く、複合糖質(コメ、麦など)より単糖類(ショ糖など)の摂取が多いという点が注目された。さらに後の調査で肥満、とくに腹腔内脂肪量の増加が、糖尿病の発症とかかわっていることが指摘された。

以上の調査結果は、日本人も生活習慣が変わると糖尿病がさらに増加する可能性があることを示している。

砂漠の民、島の民の糖尿病

アメリカのアリゾナ州に住むピマ・インディアン(ネイティブ・アメリカン)は、氷河期にアジアからアメリカへ移住したモンゴロイドの末裔《まつえい》で、アリゾナ砂漠のギラ川の流域で原始的な農業と狩猟採集の生活を送ってきた。二〇世紀に入ってヨーロッパ系のアメリカ人がアリゾナに入り、彼らの原始的な灌漑《かんがい》施設は破壊された。そしてインディアンの人々は保護区域で生活費の支給を受けて生活するようになったが、食事の西欧化と運動の不足から彼らは肥満し、糖尿病が増加して、成人では有病率が五〇％を超えるほどになった。

そこでアメリカの国立衛生研究所（NIH）はアリゾナ州のフェニックスに研究所を設け、彼らの糖尿病について詳しい調査をおこなってきた。ヨーロッパ系の人（コーカソイド）に比べてピマ・インディアンは同じ体格指数（肥満の程度を示す指数）で、糖尿病を新たに発症する率、発症率は一〇〇倍にも達すると言われている。

いま一つの例は、南太平洋のナウル島の島民である。

この島は豊かなリン鉱石の産出とその輸出によって、税金の要らない国として有名になった。恵まれた生活のゆえに食物と運動量が変化して島民は肥満し、成人の糖尿病の有病率は四〇％を超えるほどになった。

この高い糖尿病の有病率に対して、島民の先祖は厳しい南太平洋の船旅に耐えた人々であり、エネルギーを効率よく貯蔵できる人々が生き残り、その遺伝素因が引き継がれてきたとする説を唱える人もあった。ピマ・インディアンも同様に、食料の乏しい砂漠の生活に順応してきたのが、急に豊かな食事をとるようになったためであるとの説明もなされた。

押しよせる糖尿病の「津波」

糖尿病は、最近とみに経済活動が活発になった東アジア、東南アジア、インド、アラブ湾岸諸国で急速に増加している。アフリカでも、生活が西欧化してきた地域では増加しつつあると言われている。そして糖尿病の増加が社会・経済に及ぼすインパクトは、近づいてくる津波のように大きいという意味もこめて、「糖尿病津波(diabetes tsunami)」という言葉すら用いられている。

糖尿病は、世界のすべての国で増え続けている。国際糖尿病連合は現在の糖尿病の患者数は三億八二〇〇万人であるが、二〇三五年には五億九二〇〇万人になると推計している。そしてこの増加はヨーロッパ、北アメリカで少なく、日本を含む東アジア、オーストラレーシア(オーストラリア、ニュージーランド、ニューギニア)がこれに次ぎ、南アメリカ、南アジア、北アフリカ・中東、サハラ以南のアフリカの順で増えると予想している。

この予測は西欧化が遅いところほど将来の糖尿病の増加が顕著であり、西欧諸国や日本、オーストラレーシアなどではこれからも増加するがその程度はやや軽いことを示している。「糖尿病津波」は現在インド、中東諸国を襲いつつあり、やがてそれがアフリカを襲うと予測しているわけである。

これらの事実により、急速なライフスタイルの西欧化に伴う糖尿病の増加は、程度の違いはあるが、すべての民族に共通して起こる現象であることを示している。しかし、それがどのようなメカニズムによるのかは、現在まだ解明されていない。

少し時代は遡《さかのぼ》るが、一九六二年、J・V・ニールによって倹約遺伝子型仮説が提唱され、注目された。ニールは、「糖尿病の遺伝素因は食物の利用に過度に効率的であり、そのため食料の乏しい時代には有利であったため選択された」とする仮説を発表した。言いかえれば、平素は飢えにさらされているが、時に大きい獲物を取ったとき、エネルギー源として効率よく蓄積できる人が生き残ったとする考え方である。

この説は進化生物学的に見て魅力のある仮説であったが、後に問題点も指摘された。その一つとして、ピマ・インディアンでは糖尿病を発生する前からインスリンの作用障害(インスリン抵抗症)が存在することが知られており、エネルギーの体内への蓄積に必要なインスリンが働きにくいことは、生存に有利であったと必ずしも言えないからである。また糖尿病の遺伝子の研究でも、倹約遺伝子に相当するものは見出されていない。

二〇世紀の病気、高血圧症

血圧を日常の臨床で簡単に測定できるようになったのは、S・リバ・ロッチによって、一八九六年に血圧計が導入されてからである。それによって人の血圧が、種々の条件で変動することも明らかになった。

血圧測定の意義に最初に注目したのは生命保険会社の医師で、血圧が高いほど死亡率も高いことに気がついた。その後、とくに心血管系疾患のリスクが高いことが明らかになり、やがて高血圧症の概念が提唱された。その意味で高血圧症は、二〇世紀になって見出された病気であると言える。

もちろん脳出血などは古くから知られていたので、高血圧症もかなり古くから存在したことは確実である。

しかし、地球上のすべての民族が高血圧を持っているわけではない。たとえば塩をとらない南米の先住民であるヤノマミ族やケニアのマサイ族では、高血圧は見られないとされている。また一般に加齢とともに血圧は上昇傾向を示すが、こうした部族では加齢によって血圧が変化する事実は観察されていない。したがって塩、すなわちナトリウムは、高血圧の発症に何らかの形で関与していることは確実と考えられる。

しかし高血圧の患者で食塩摂取を制限すると血圧が低下する食塩感受性高血圧は一部で、その他の例では食塩感受性が認められない。したがってナトリウムの作用は、いわゆるパーミッシブ・アクションと呼ばれるもので、直接の原因ではないが、それがないと昇圧しないものと考えられている。

メタボリック・シンドローム

高血圧は糖尿病とともに脳梗塞や心筋梗塞の発症率を高めるリスク因子となることは、

かなり前から知られていた。

その後、これらの血管障害のリスク因子が同一の人で伴って見られる場合が多いことが明らかとなり、肥満、とくに内臓性肥満(腹腔内の腸間膜や大網《たいもう》への過度の脂肪沈着)、高血圧、脂質異常症(血液中のコレステロール、中性脂肪が高く、HDLコレステロールは低い状態)、糖代謝異常(インスリンが働きにくいインスリン抵抗症)を伴うものが「死の四重奏」、あるいは「X症候群」などの名前で呼ばれるようになった。しかし、最近ではメタボリック・シンドロームの名称に統一され、その対策が重要な課題となった。

この病態の基礎をなす異常としては、腹腔内に脂肪が蓄積する内臓性肥満を重視する立場と、インスリン抵抗症を重視する立場があって、まだ意見が一致していない。また肥満の程度は民族間でかなり相違があり、東アジアの人々では高度の肥満が少ない。したがってメタボリック・シンドロームの診断基準についても、まだ国際的に統一的な見解が得られていない状態である。

ここでは、日本で用いられている診断基準を、表3に示す。内臓脂肪の蓄積を重視したもので、脂質異常症(高トリグリセリド(中性脂肪)血症、かつ、または低HDL-コレ

表3　日本のメタボリック・シンドロームの診断基準

内臓脂肪(腹腔内脂肪)蓄積	
ウエスト周囲径	男性≧85 cm 女性≧90 cm
(内臓脂肪面積　男女共≧100 cm^2 に相当)	
上記に加え以下のうち2項目以上	
高TG血症	≧150 mg/dl
かつ／または	
低HDL-C血症	<40 mg/dl
収縮期血圧	≧130 mmHg
かつ／または	
拡張期血圧	≧85 mmHg
空腹時高血糖	≧110 mg/dl

注：TG　トリグリセリド(中性脂肪). HDL-C　高比重リポタンパク質に含まれるコレステロール. 俗に善玉コレステロールと言われ，これが低値であると動脈硬化が起こりやすい.

出典：『日本内科学会誌』94：794，2005.

ステロール血症)、高血圧、空腹時高血糖などが診断基準に含まれている。

これに対して欧米では、インスリンの作用障害であるインスリン抵抗症を診断基準に入れていることが多い。

肥満は脂肪組織に、中性脂肪の蓄積が増加した状態である。脂肪組織は皮下、腹腔内に多いが、全身の種々の組織に存在する。

正確にはその量を測定しなければならないが、簡便な方法として、「体格指数」が用いられている。これは体重(キログラム)を身長(メートル)の二乗で割った値で、欧米では三〇以上が肥満、二五以上が過体重とされ、日本では二五以上が肥満と定義されている。欧米の基準である三〇以上を示す人は、日本人では三%程度に過ぎない。

また腹腔内脂肪量を簡単に調べるために、腹囲あるいはウエストとヒップの周囲径の比が用いられている。

体脂肪量には人種差があり、欧米の人(コーカソイド)は一般に体脂肪量、とくに皮下脂肪の量が多い。脂肪組織はすべて均一なものではなく部位によって性格が異なっている。腹腔内脂肪は、皮下脂肪より分解されて遊離脂肪酸とグリセロールとして利用されやすいし、また炎症性サイトカイン(炎症を起こす活性物質)の分泌も多いとされている。日本人では腹腔内脂肪が相対的に多い傾向があり、肥満の程度は軽くても脂肪蓄積による肝障害などの合併症を起こしやすい。

メタボリック・シンドロームの本態についてはまだ不明の点が多いが、ライフスタイルが西欧化すると増加することは確実であり、それに伴って心血管系の疾患、肝疾患、腎機能障害などいくつかのNCDのリスクが上昇する。その意味で重要な健康問題として注目されている。

第4章

NCDにどこまで遺伝が関与するか

NCDと遺伝の研究

ＮＣＤの遺伝率は疾患により異なることは、多くの臨床遺伝学の研究から明らかである。

遺伝率は親子や兄弟の間の比較や、一卵性双生児と二卵性双生児における発症の一致率(一方が発症したとき、もう一方が発症する率)の研究から求められる。単一遺伝子病の場合には、一般に遺伝率が高く、その値は一に近くなる。たとえば2型糖尿病でも、インスリン遺伝子、インスリンレセプター(インスリンが結合してその作用を発揮する分子)遺伝子、肝臓・膵臓《すいぞう》の転写因子(それぞれの組織で遺伝子の発現を調節する因子 HNF1A, HNF1B, HNF4A)などの突然変異の場合には、高い遺伝率を示す。

しかし大部分の2型糖尿病では、遺伝率はそれより低い。双生児を対象にした研究によると一卵性双生児における発症の一致率は五〇～八〇％で、二卵性双生児のそれは二〇～三〇％であり、明らかに一卵性で高い値である。また両親の一方、または両方に糖尿病があると子どもが糖尿病になる率が高いこともよく知られている。こうした事実から一般の2型糖尿病は遺伝率が比較的高い疾患と考えられてきたが、遺伝形式を解明しようとする試みは成功しなかった。

双生児の研究は、遺伝率を推定するうえで確かに有力な手段であるが、問題点もある。それは後に述べるように多くのNCDの発症に、胎生期あるいは生後早い時期の環境因子が影響するという考え方が、現在有力となってきているからである。一卵性双生児の約三分の二は胎盤を共有しているので、別々の胎盤を持つ二卵性双生児に比べて胎生期環境の影響を双生児の両方が受けやすいと考えられており、双生児研究の解釈の際には、この点を配慮する必要がある。

また、生後の環境因子の相違など、その他の可能性も考えられる。

ゲノム時代の遺伝の研究、とくに全ゲノム関連解析(GWAS)

国際ヒトゲノムプロジェクト(ヒトゲノムの塩基配列を国際協力によって解析しようとする計画)が二〇〇三年に終了して、ヒトの標準的なゲノム配列が明らかになった。

ゲノムは遺伝子の総称で、ヒトではアデニン(A)、グアニン(G)、シトシン(C)、チミン(T)の四種の塩基、およそ三〇億個からなっており、父親と母親からそれぞれ一セットずつ受け取っている。

そのうちタンパク質の情報を伝える部分(エクソン)は二%弱であるが、残りの部分にも遺伝子の働きを調節するなど、重要な役割を果たしている部分がかなり多いことが明らかになってきている。

ゲノムには個人によって異なる部位があり、「多型」と呼ばれる。この多型によって、個人の表現型(身長、皮膚の色、毛髪の色などの身体の特徴)や病気へのかかりやすさの違いが決められていると考えられる。

ゲノムの多型には図11に示すように、いくつかの種類がある。

もっともよく知られているのが、一つの塩基が他の塩基に(たとえばGがCに)置換された一塩基多型(single nucleotide polymorphisms SNPs)で、数百万存在することが知られている。

そのほか、五〇〇塩基以上のDNA鎖が重複したコピー数多型、単一ないしは複数の塩基の欠失または挿入、DNA鎖の5′側と3′側（遺伝子が読み始められるほうが5′側で上流、読み終わるほうが3′側で下流）が逆になった逆位、ゲノムの他の部位へ移った転位などがある。

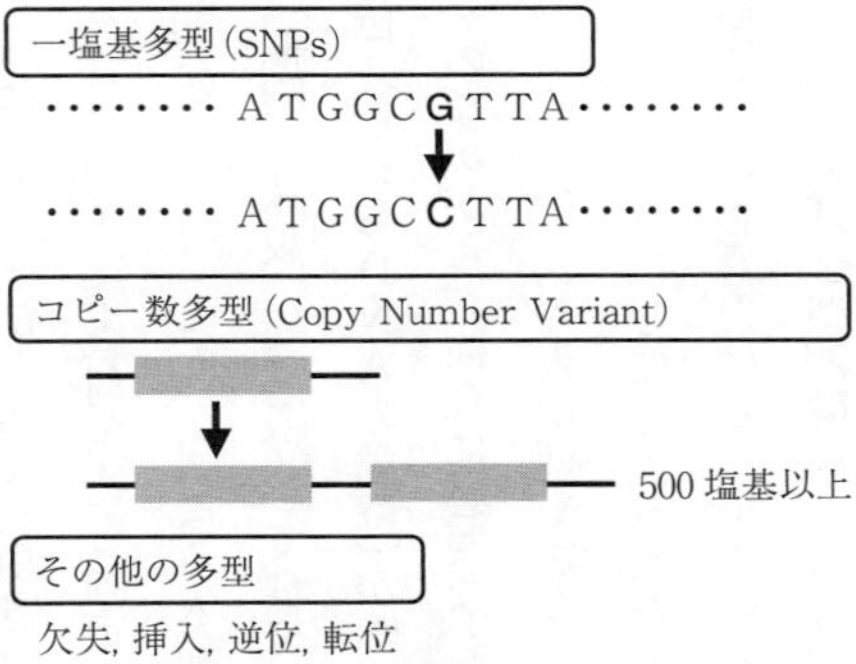

図11　ヒトゲノムに存在する遺伝子多型（バリエーション）の種類

そのなかでもっともよく研究に利用されてきたのが、SNPsを用いた全ゲノム関連解析（genome-wide association study　GWAS）である。

ヒトゲノムにはきわめて多くのSNPsが存在するので、それを指標として多数の人を対象として、病気と関連するSNPsを見出していこうとする研究が、過去一〇年余りの間に全世界で活発に展開された。もし関連するSNPsが見つかれば、その近傍《きんぼう》に病気の原因となる遺伝子が存在すると考えられたからである。

この研究手法が広く利用されるようになったのは、多数のSNPsを検査できるマイクロアレイ(検査対象物を固定化しておき、一度に多数の検査をおこなう方法)の技術が開発されたことと、異なる人種(ヨーロッパ系、アフリカ系、アジア系)でハプロタイプ(細胞の減数分裂に際してDNA鎖に組み換えが起こらず、ブロックとして次の世代へ伝えられるDNAの単位)が明らかにされたことにより、きわめて多く存在するSNPsのなかから、検査に必要なものを効率よく選択できるようになったことによる。

そして、人の表現型やさまざまなNCDと関連するSNPsが明らかにされた。

このようにして見出されたSNPsの数はきわめて多いが、個々のSNPsの病気の発症への影響力はごく小さいのが一般的である。

たとえば2型糖尿病では合計七〇以上のSNPsが見出されてきたが、個々のSNPsのオッヅ比(病気へのかかりやすさ)は一・五以下と低く、SNPsの全体で糖尿病の遺伝率の一〇%以下しか説明できない。これは他の多くの疾患においてもほぼ同様で、SNPsの研究では期待されたようには原因遺伝子を決めることができなかった。

この現象は「見つからない遺伝性(missing heritability)」という言葉で呼ばれており、

専門家の間で種々議論されている。

病気の遺伝子が見つかりにくい理由

「見つからない遺伝性」の議論をごく簡単に要約すると、まず第一に糖尿病のようなありふれた病気の場合には、大変多くの多型(SNPs)が関与しており、まだ見出されていないものが多数あるとする考え方である。ヒトの身長や統合失調症のGWASによる研究では、非常に多くのSNPsで遺伝率の説明が可能であるとされている。

第二にNCDはありふれた病気であるので、頻度の高い多型が関係すると考えられて、アレル頻度(集団のなかでその遺伝子を持つ者の比率)が五%以上のSNPsが選ばれて研究方法が確立された。しかし頻度は低くても、大きい影響力をもった遺伝子の変異が多数存在する可能性もある。

そこで次世代ゲノム・シークエンサー(自動的にゲノムの塩基配列を読み取る装置)を用いた研究が進められている。けれども頻度の低い多型と病気の関係を明らかにするためには、相当多くの例で調べる必要がある。

そのほか複数の遺伝子の関与、遺伝子以外の物質（たとえば代謝産物）の作用、遺伝子そのものではなくその発現の変化など、いくつかの可能性も考えられている。

ＧＷＡＳで見出されたＳＮＰｓの大部分は、ゲノムの上のタンパク質の情報を有する部分、エクソンではなく、遺伝子の発現を調節する部分にあることが知られており、遺伝子発現の微妙な変化が病気と関係する可能性が大きい。環境因子は、こうした遺伝子発現の変化を通して働いている可能性も考えられる。

遺伝か環境か

ヒトの形質や病気へのかかりやすさが、どこまで遺伝で決まるのかは、古くから議論されてきた疑問である。もちろん、それは形質や病気の種類によって異なるので一概には言えない。たとえば容姿は、一卵性双生児ではきわめてよく似ており、遺伝の影響が大きいことを物語っている。しかし一卵性双生児でも、年齢とともに相違がみられるようになることもまた知られており、後天的な影響が加齢とともに、しだいにあらわれてくることを示している。

他方、性格をみると、一卵性双生児では、やはりよく似ていると言われるが、かなり相違がみられる場合もある。それは脳の発達の過程で偶然の相違が生まれるのか、生後の環境の影響なのか、おそらくその両方が作用しているのであろう。

病気の場合も同様で、種類によって異なることはよく知られている。感染症は外から病原体が侵入して起こるので、環境の影響が大きい。しかしこの場合にも感染しても発病する場合としない場合があり、そこに遺伝が関係している。たとえばかつて日本では、ほとんどの人が結核菌に感染したが、発病するのは一〇%程度で、遺伝素因が関与することがGWASの研究でも明らかにされている。

NCDの場合には遺伝の影響がより大きくなるが、これも病気の種類によって異なる。たとえば糖尿病のように、生活環境の変化や、医学の進歩に伴う高齢化が影響する場合もある。かつ環境因子も成長してから働くだけでなく、次の章で述べるように胎生期や生後初期の環境の影響を受けることが明らかになりつつある。さらに青年期や、成人してからの環境が病気に程度の差はあれ関わってくることもよく知られている。

「生まれ」か「育ち」か、と言われればその両方であるが、「育ち」といっても、それが人生のさまざまな時期に関わるものであることを知っておかねばならない。

ゲノムですべてが決まるわけではない——エピジェネティクスの意義

ヒトゲノムはおよそ三〇億の塩基よりなっており、そこに二万個余りの遺伝子が存在している。受精卵が分裂して増えていく過程で、この遺伝情報はコピーされてすべての細胞へと伝達される。

しかし、人体を構成するおよそ二〇〇種類の細胞で、同じように遺伝子が働いているわけではない。それは受精卵から、筋肉、神経、皮膚などの細胞に分化していく過程で、一部の遺伝子に印がつけられて働かなくなるからである。だからこそ性質の異なる細胞になるわけで、これをエピジェネティック(後成的)な変化と言い、その研究をエピジェネティクスという。

このエピジェネティックな変化は、細胞が分裂しても終生引き継がれていくものと考えられてきたが、実はそうでない場合があることも知られている。

ゲノムは二メートル近い長さをもっているが、図12に示すように八個のヒストンタン

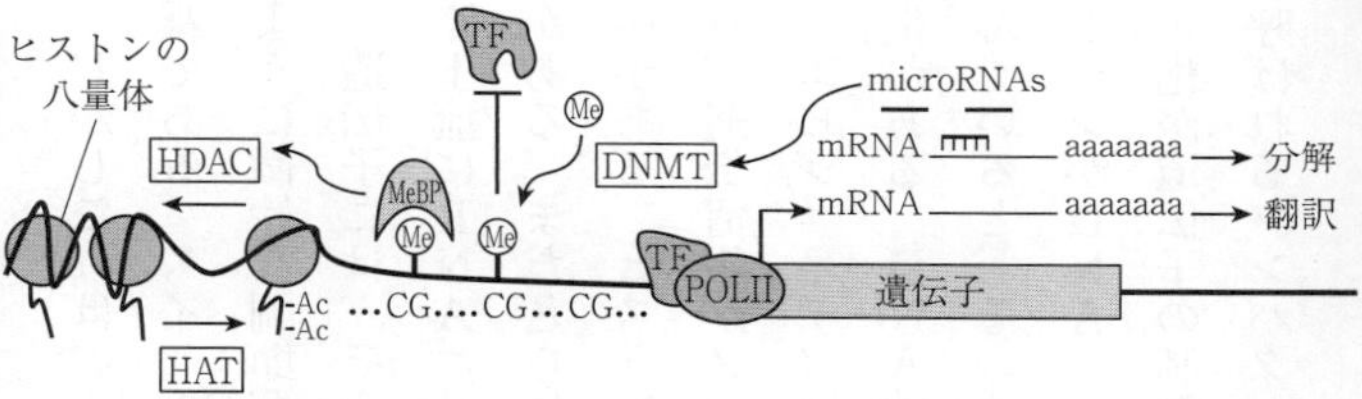

図 12　エピジェネティックな変化の種類

出典：B. Porth *et al.*, *Biochimie* 97: 1, 2014 より作成.

パク質（八量体）のまわりに巻きつけられ、それが集まってヌクレオソームという構造となっているので、小さい核のなかに収まることができる。ヒストンタンパク質には、H2A、H2B、H3、H4の四種類があり、これらが八個集まって八量体を作っている。

このヒストンのまわりのDNA鎖が緩むと、そこにタンパク質が入り込み、その部位にある遺伝子が発現される。逆にDNA鎖が締まると、遺伝子の発現が抑えられる。

ヒストンタンパク質にはテールと言われる部分があり、そこのアミノ酸が、アセチル化、メチル化、リン酸化などの修飾を受ける。ヒストンタンパク質のアミノ酸リシンにアセチル基をつけるヒストンアセチル基転移酵素（HAT）が働くと遺伝子発現は抑制され、逆にアセチル基を取り除くヒストン脱アセチル化酵素（HDAC）は、遺伝子発現を促進する。

しかしこれはごく単純化した言い方で、ヒストンには四種類あるし、修飾の仕方も複雑である。スイッチのオン、オフのような単純なものでなく、音量を調節するつまみのように微妙な調節がなされていると考えたほうがよい。

遺伝子には、その上流にスイッチの役割を果たす部位がある。図12に示す遺伝子のすぐ上流にRNAポリメラーゼ（RNA合成酵素　POLⅡ）が結合するプロモーター領域がある。またさらに上流に、遺伝子の発現を調節する転写因子（TF）が結合する制御領域がある。ヒストンとDNAの結合が緩むと、この部位に転写因子が結合して活性化され、遺伝情報がメッセンジャーRNA（mRNA）に転写され、遺伝子の情報が発現される。

エピジェネティックな変化には、ヒストンの修飾のほかに、もう一つ、DNAメチル化がある。DNA鎖のなかで5′側（ゲノムの上流）からシトシン（C）とグアニン（G）が並んでいると、その間にリン酸基があるので、CpGまたはCGと表記されるが、このシトシンがDNAメチル基転移酵素（DNMT）によってメチル化される（図12）。このメチル化が遺伝子の制御領域に起こると、図には示していないが、その部位にMeCP2と呼ばれるタンパクが結合し、さらに他のタンパクも結合して遺伝子の発現が抑制される。

このDNAメチル化による抑制は、ヒストン修飾の場合と異なって、永続的なものと考えられている。

最近になって、エピジェネティック制御に、もう一つの仕組みが存在することが明らかになった。それはマイクロRNA(microRNA: miRNA)の発見である。

三〇億塩基にものぼるヒトゲノムのなかで、タンパク質の情報を持つエクソンは約二%で、残りは従来ガラクタと考えられていた。最近になって、そのかなりの部分がRNAに転写されて、非コードRNA(タンパク質の情報をもたないRNA)となり、そのなかから二〇~二五塩基よりなるmiRNAが作られることが知られるようになった。このmiRNAは図12に示すように、一部のmRNAに結合し、その情報がタンパク質に翻訳されるところを抑制することによって、エピジェネティック制御をしている。

ゲノムと違ってエピジェネティック制御は、このようにきわめて複雑であり、まだ明らかになっていない点が多い。かつてエピジェネティックな変化は、細胞が分裂しても次の世代の細胞へ伝えられると考えられてきた。しかし、長い時間の間に変化が起こる場合があることも知られており、すでに述べた一卵性双生児の加齢に伴って起こる容姿の変化はその一例である。人の表現型も病気の発症も、このように遺伝子にエピジェネティックな変化が加わって起こるので、当然そこに環境因子が影響する。

それについては、次の章以降で詳しく説明するので、エピジェネティクスの概要を記憶にとどめておいてほしい。

獲得形質は遺伝するか

エピジェネティックな修飾について述べたついでに、それが次の世代に伝えられるか否かについてふれておきたい。

後天的に獲得した形質は遺伝しないという考え方は、現在の遺伝学の基本原則といってよい。親がボディービルで筋骨隆々となっても、子どもが同じ体型になるわけではないし、親が外国語に精通しても、それだけでは子どもが同じようにしゃべることはできない。哺乳動物では、生殖細胞は個体が発生するかなり早い段階で、体を作る細胞と枝分かれしていくので、ボディービルは次世代へは影響しないのである。

すでに述べたエピジェネティックな変化は、体細胞のみでなく、生殖細胞にも存在する。しかし精子と卵子が受精した胚細胞では、ごく一部を除いて脱メチル化されることが知られている。受精すると、いったん白紙に戻して、出直しということである。

ところが最近になって、一部の後天的形質が遺伝するのではないかという考え方が登場してきた。その発端は、マウスの毛の色を決めるアグーチ遺伝子の研究からである。

やや複雑な話であるが、通常のアグーチマウスの毛の色は縞《しま》模様になっていて、先端が黒色、中央が黄色、根元がまた黒色である。この遺伝子の変異体、バイアブルイエローという遺伝子をもつマウスは、遺伝子がずっとオンの状態で、黄色から茶色の間の毛の色となる。

一方、このアグーチ遺伝子が発現しないaという変異体があり、毛の色は黒色である。このa遺伝子とバイアブルイエロー遺伝子を一つずつ持つマウスは、後者が優性遺伝子であるので黄色になると考えられるが、実際には一部は黄色、一部は黒色、一部は典型的な縞模様と、いろいろな毛の色をもつマウスが生まれる。

その理由はアグーチ遺伝子の上流に存在するレトロトランスポゾンという挿入遺伝子のDNAメチル化の違いによるものであることが明らかになった。そしてこの毛の色は、次の世代にも伝えられることが認められ、エピジェネティックな遺伝として注目された。最近アグーチマウスで、レトロトランスポゾンのメチル化が、卵子のなかで維持されていることが観察されている。

レトロトランスポゾンはヒトゲノムにも多数存在するエレメントで、転移して他の部位に挿入されるので、ジャンピング・ジーンとも呼ばれる。その結果、他の遺伝子が破壊される。これを防ぐため、一般に強くメチル化されていて脱メチル化が起こりにくい。したがって、アグーチの場合は特殊な例とも考えられる。

しかし後にくわしく述べるように、肥満、糖尿病などがエピジェネティックな変化で起こり、それが次の世代へ伝えられる可能性も数多く報告されているので、少なくとも一部の獲得形質は、次の世代へ伝えられる可能性が大きい。

第5章

早期の環境因子の影響と新しい学説、ＤＯＨａＤ説

オランダの飢餓から学ぶもの

第二次世界大戦の末期の一九四四年の秋、ノルマンディーに上陸した連合軍は順調にフランス、ベルギー、オランダの一部を回復したが、アルンヘムにあるライン川の鉄橋を確保する作戦に失敗して、オランダの西半分がナチスの占領下に取り残された状態で厳しい冬が訪れた。亡命オランダ政府は、ナチスドイツの軍需物質の運搬を阻止するため、オランダの鉄道の従業員にストライキを呼び掛け、ストライキが起こった。

その報復としてナチスドイツは豊かな農業地帯であるオランダ東部から、西部の大都市への食料の運搬を禁止した。その結果、ドイツ占領下のオランダでは、摂取カロリーが一九四三年の一八〇〇キロカロリーから最低一日六〇〇キロカロリー程度まで減少し、チューリップの球根から動物の血液まで食べるという状態が約五カ月続いたと言われている。そのためアムステルダムの死亡率はその前の年の約二倍に増加し、全体で二万人以上の人が餓死したと考えられている。連合軍が全オランダを回復してからは、一日摂取カロリーは二〇〇〇キロカロリーに回復し、飢餓《きが》は終息した。

ドイツが降伏すると、英米の専門家がこの飢餓の状態の調査と支援に入った。ハーバード大学のC・スミスは飢餓の間に生まれた子どもは、平均して二〇〇〇グラム生下時《せいかじ》体重が少ないことを見出し、胎生期の栄養状態の生後の健康への影響を調べるモデルになると考えた。その助言でオランダ飢餓コホート（一九四三年一一月から一九四七年二月の間に生まれた人を対象）が発足した。これは胎生期に飢餓の影響を受けた人と受けなかった人を追跡して観察する、いわゆるコホート研究である。このコホート研究の成果として、オランダの研究者によって多数の研究報告が発表され、研究は現在も続いている。

最初に明らかにされたのは、コホートが二〇歳を過ぎたころから統合失調症、統合失調症圏パーソナリティ障害が、有意に多いということであった。

その後コホートが、四〇歳あるいはそれ以上の年齢に達すると、表4に示すように糖尿病、高血圧、腎機能低下、脂質異常症、心筋梗塞（累積頻度が高いだけでなく若年発症が多い）や、慢性閉塞性肺疾患、乳がんなど、さまざまなNCDのリスクが、飢餓に

表4　オランダの飢餓コホート，イギリスのバーカーらによる疫学研究とイギリス戦後コホート，ヘルシンキ出生コホートで観察された低体重出生時に後年（40歳以降）に多く起こる疾患

<table>
<tr><th>オランダの飢餓</th><th>バーカーらの疫学研究</th><th>ヘルシンキ出生コホート</th></tr>
<tr><td rowspan="3">CHD
T2D
高血圧
メタボ・シンドローム
腎機能低下
脂質異常症
認知機能低下
COPD
乳がん</td><td>CHD
T2D
高血圧
メタボ・シンドローム</td><td rowspan="3">CHD
T2D
高血圧
脳卒中
認知機能低下
脂質異常症
甲状腺機能低下
うつ病</td></tr>
<tr><td>イギリス戦後コホート</td></tr>
<tr><td>高血圧
腎機能低下
T2D</td></tr>
</table>

注：CHD　冠動脈疾患，T2D　2型糖尿病，COPD　慢性閉塞性肺疾患
出典：H. Imura, *Proc. Jpn. Acad.* Ser B 89: 462, 2013.

さらされなかった対照群に比べて高くなることが明らかになった。

ＮＣＤのリスクと飢餓にさらされた胎児期の時期との関係は、病気の種類によって必ずしも同じでなかったが、最初のトリメスター（三分の一期）で飢餓にあった場合に、後にＮＣＤが起こることが多かった。この時期は胎児の発生の過程で、外から働く因子の影響がもっとも出やすい臨界期にあたると考えられる。この観察は胎生期の栄養が、成人になってからの健康に影響することを示した貴重なものとなった。

オランダは農業生産の多い国で、この飢餓の時期までは戦争中ではあったが食料は比較

的豊かであり、また連合軍が解放してからはすぐに回復した。しかし飢餓の期間は最低で一日当たり平均六〇〇キロカロリーと、低いエネルギー摂取量となり、餓死者も出たし、胎児死亡もかなりあった可能性が推測されている。したがってこの飢餓における研究成果を、ただちに通常の低栄養の胎児への影響へと一般化することはできない。

飢餓の、後になってからの健康への影響については、ほかにレニングラード攻防戦、中国の大躍進政策の失敗の例などの追跡調査がある。中国の例では、飢餓のすぐあとに生まれた子どもに統合失調症が多いことが報告されている。また後になって、糖尿病が多いことも観察されている。しかしレニングラードでは、とくに変化は観察されていない。

オランダでは連合軍による解放後、食料不足はすぐ回復したが、他の飢餓の例ではすぐには回復しなかった。そうした点から、生まれた後の栄養状態や高い死亡率が、オランダと中国あるいはレニングラードの間の相違に関与している可能性も考えられる。

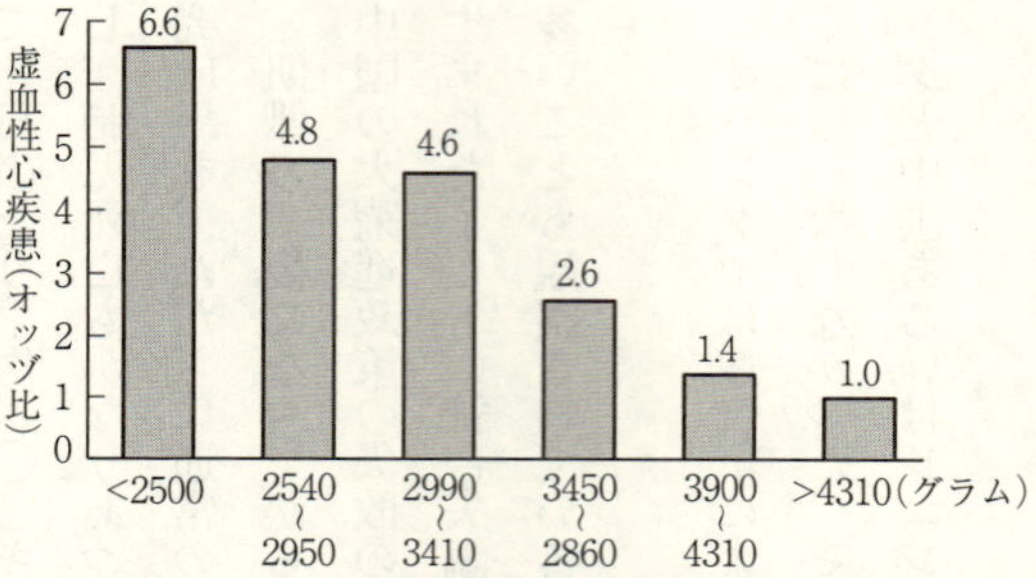

図 13　出生時体重と後年の虚血性心疾患の関係(イギリスの疫学調査の結果)

出典：D. P. J. Barker, *Br. Med. J.* 311: 171, 1995 より引用.

イギリスにおける疫学的研究とフィンランドの出生コホート研究

第二次世界大戦後のイギリスにおいても食生活の改善とともに、心筋梗塞、狭心症などの虚血性心疾患による死亡が増加したが、イングランドでの死亡率は豊かなロンドン周辺や南東部より、貧しい西部や北部に多いという調査結果が得られた。

これは戦前の乳幼児死亡率と類似の分布であったが、生活が豊かになって起こる心疾患がなぜそうなるのかということに興味を持ったD・P・J・バーカーは疫学的研究を実施した。そしてイングランドのハートフォードシャー郡に残されていた出生時体重と生後一年の体重の記録を用いて、男性でも女性でも図13に示すように出生時体重が少なかった人に、中年以降の虚血性心疾患が多いことを明らかにした。

この結果は予想されたものとは異なっていたので多くの人が関心を持ち、同様の研究をおこなった。そして次に述べるヘルシンキにおける研究をはじめ、多数の症例を対象としたいくつかの疫学的研究でこの事実が確認された。このことからバーカーが主張するように、胎児期の栄養が成人になってからの心疾患の発症に影響するものと考えられた。

バーカーらはさらに同じ人たちを対象にして、血圧測定や経口ブドウ糖負荷試験をおこなった。その結果、低体重出生児のほうが成人になってから血圧が高く、耐糖能(ブドウ糖を負荷した後の糖の処理能力)は低下することを観察した。すなわちメタボリック・シンドロームになるものが多いという結果であった。なお耐糖能については高体重出生児にも問題があったが、これは母親に妊娠糖尿病(妊娠中のみ糖尿病の状態になり、分娩後正常化するもの)があったためではないかと指摘している。

最近欧米では、むしろ妊婦の肥満が問題となっており、たとえばイギリスでは少なくとも二〇%の妊婦が、肥満していると言われている。この肥満も、後に述べるように子どもの健康上の問題となる。

　高体重出生児の問題はさておき、低体重出生児に糖尿病などが多いことからバーカーらは、倹約表現型仮説を提唱した。これは栄養が制限された環境では、胎児がそれに適応するためインスリン分泌能が限定され、糖尿病を発症しやすくなるという考え方である。

　この名称はすでに述べたJ・V・ニールが提唱した倹約遺伝子型仮説を、多分に意識したものと推測される。ニールは糖尿病の遺伝素因は食物の利用に過度に効率的であり、そのため食料の乏しい時代には有利であって選択されてきたが、食料の豊富な時代にはかえって不利になったと主張した。これは遺伝子の変化に基づいた仮説であったが、バーカーらは環境因子、とくに胎児環境を重視し、ある種の適応現象と考えたわけである。

　しかしハートフォードシャー郡の記録では子どもの数が限られていて、研究をさらに展開するのに制約があった。ところがバーカーは、偶然の機会にフィンランドのヘルシンキ大学中央病院では一九三四年から一九四四年の間に生まれた八七六〇例の出生時体重、身長、妊娠期間、胎盤の形態や大きさなどの記録があり、また生後も学齢まで追跡調査がされていることを知った。しかも一九六〇年代にフィンランドでは身分証明番号制度ができたこともあって、かなり多くの人を後に追跡することが可能であった。そこでヘルシンキのグループとバーカーの共同研究が始まった。

その結果、オランダの飢餓やイギリスの疫学的研究と同様に、出生時低体重児に表4(前掲)に示すように虚血性心疾患、糖尿病、高血圧、腎機能障害、脂質異常症など、さまざまなNCDの発症が多いことが明らかになった。

この研究では身長も測定されていたので、体重のみでなく体格指数の一種であるポンデラル指数(体重/身長の三乗)との関係も観察されている。というのも出生児の体重は必ずしも適切な指標ではなく、妊娠週数からみた体重が問題となり、体格指数は参考になるからである。

さらに生後の体重の変化の記録も含めて、胎生期のみでなく生後の早い時期の栄養状態も重要であることが明らかになった。こうしたことから胎生期の栄養というより、周産期ないしは早期の栄養を重視すべきという見解に変わってきた。

類似の研究は日本、インド、中国などでもなされているが、ヨーロッパの研究ほど組織だったものではなく症例数も少ない。しかし一般にバーカーの仮説を支持する結果が得られている。

新しい学説、DOHaD説あるいは発達プログラミング仮説

バーカーはすでに述べたように倹約表現型仮説を提唱したが、それは胎児が低栄養状態に適応した現象であると考えたからである。

本来生物は、その環境に適応して長い過程で進化してきた。この適応には三つの段階があると考えられる。

第一は順応で、環境に対応して表現型を変えるが、環境が旧に復すれば元に戻るものである。

第二は可塑性《かそせい》で、遺伝子そのものには変化がないが表現型が変わり、環境が元に戻っても持続するものである。

第三は遺伝子そのものが変化するもので、繁殖年齢まで生き残り、より多くの子孫をつくった者の遺伝子が選択されて、その集団のなかで広まっていくという進化生物学の

自然選択の考え方である。

周産期の低栄養で起こる変化は、第二の型、可塑性と考えられる。すなわち胎生期に栄養状態が不良であると、生後も同様の環境に生きるようプログラムされると考えられ、人の場合には、表現型は低身長になり、筋肉の発達も不良となる。一方、栄養状態がよいと、逆に表現型は高身長となり、筋肉の発達もよい。低栄養状態に生きるようプログラムされたものが、生後豊かな環境に生活すると、プログラミングとの間にミスマッチが生じ、肥満、糖尿病、心筋梗塞などが起こると考えることができる(図14)。

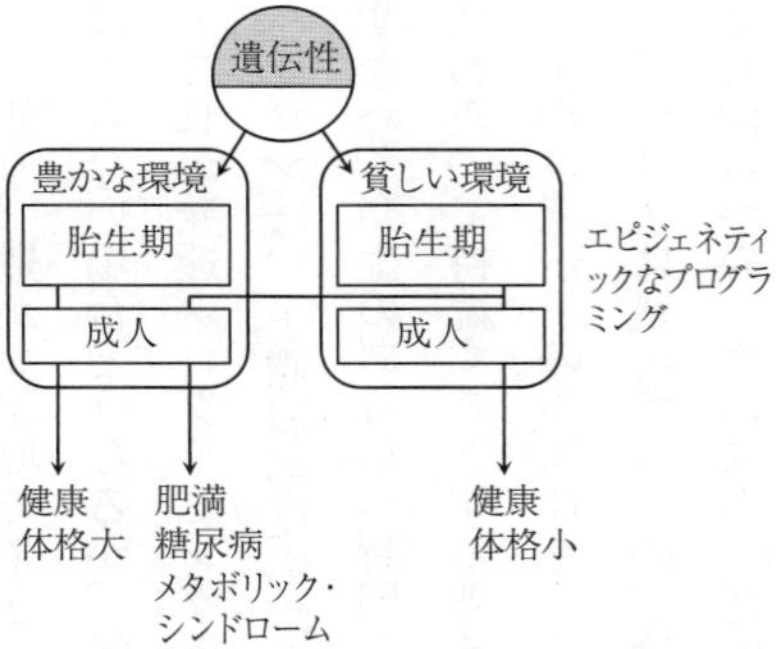

図 14　発達プログラミング仮説

出典：H. Imura, *Proc. Jpn. Acad.* Ser B 89: 462, 2013.

すでに述べたように伝統的な、比較的貧しい生活から急に生活環境が変化して西欧化すると、どの種族でも糖尿病が増加するが、この現象はプログラミングとの間のミスマッチで説明できる。他方、豊かな環境で生きるようプログラムされたものが、逆に貧しい環境に生きねばならない場合どうなるか、飢餓に弱いかは、よく知られていない。

これが発達プログラミングという考え方である。この現象をP・グルックマンとM・ハンソンは、予測適応反応(predictive adaptive response)という概念でとらえている。すなわち発生のある早い時期(臨界期)の環境に適応して、表現型が変わり、それが長期にわたって持続するとする考え方で、先の可塑性と一致している。

生物は遺伝子の多様性を、そしてそれによってもたらされる表現型の違いを維持し、環境の変化に適応するものが選択されて進化してきたが、いま一つ周産期の環境によっても何らかのメカニズムで適応する能力を有していると考えられる。

こうした予測適応と考えられる現象は、哺乳動物以外の生物でも観察されている。たとえばミジンコを捕食者が放出する化学物質にさらすと、頭部がヘルメット状に大きくなり、捕食しにくくなる。

最近になってＤＯＨａＤ(Developmental Origin of Health and Disease　健康・疾患の発達由来説)という名称が、広く用いられるようになってきた。その理由の一つは、胎生期のみでなく生後にも可塑性のある時期があり、発達という視点でとらえるのが適切であるという考え方からである。第二にこの概念は病気の理解のみでなく、その予防や健康の増進にも役立つので、健康という言葉を含めるのが適切であると考えられるからである。

現在の高齢社会で晩年まで健康を維持するためには、発達の全過程で注意を払う必要があり、その意味でもＤＯＨａＤの視点が重要になっていると言える。最近、国際的なＤＯＨａＤ学会が活動を始めており、日本でもＤＯＨａＤ学会が発足した。現在、多数の研究者が集まって研究成果を発表するようになっているが、まだＤＯＨａＤの適当な日本語訳がないので、ここでは原語をそのまま用いることとする。

予測適応反応の特徴

それでは予測適応反応、あるいはＤＯＨａＤの本態は何であろうか。多数の疫学的観察や動物実験から、それは多くの臓器・組織にわたって起こる変化であると考えられている。

たとえば疫学的研究から、出生時低体重児には中年以降になってマイクロアルブミン尿(尿に微量のアルブミンが検出される病態)の増加、腎クリアランス(腎機能)の低下、高血圧などの腎障害のリスクが高いことが知られているが、それはネフロン(腎臓を構成する単位)数が少ないことによると考えられている。事実多くの動物実験で、母親のタンパク質あるいは摂取カロリーを減らすと、ネフロン数が減少することが観察されている。

インスリンを分泌するラ氏島のβ細胞の容積も、変化する可能性が指摘されている。ラットではβ細胞は膵管細胞(消化酵素を含む膵液を分泌する管を構成する細胞)からの新生と、β細胞自身の分裂によって胎生期に増加し、生後数日でβ細胞の分裂能は、いったん低下した後、再び増加する。この初期のβ細胞の容積が、成長後のそれを決定すると考えられている。そして母親の妊娠中にタンパク質摂取を制限すると、胎児のβ細胞の容積、インスリン分泌能が低下することが報告されている。

ヒトにおいてもβ細胞の容積は、β細胞そのものの分裂と膵管細胞からの新生によって胎生期に増加し、生後は主としてβ細胞の分裂によってさらに増加して、五〜一〇歳でほぼ一定のレベルに達し、長い期間持続する。ただ高齢になると、やや減少すると考えられている。

図15の上段は外傷などで亡くなった人を対象にして、解剖したときにβ細胞の容積を測定した結果から、C・J・ローズが提唱したモデルである。この図に示すように、一〇歳以降、β細胞の容積はほぼ一定しているが、肥満してインスリンの需要が増加すると、β細胞の容積が増大する。それによってインスリンが十分泌され、糖代謝が正常に維持できれば、糖尿病にはならない。もしβ細胞の容積が十分大きくならないと、インスリンの不足によって糖尿病を発症し、プログラム細胞死(アポトーシス)を起こしてβ細胞の容積が減少する。

図15の下段は、日本の二つの報告例の結果を、ローズのモデルにあてはめて、思い切って模式

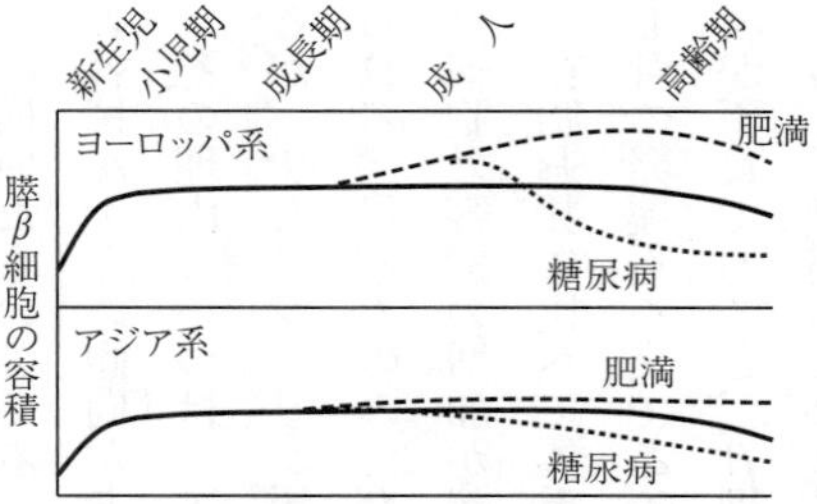

図15　ヒトにおけるランゲルハンス島(ラ氏島)の容積の変化の模式図

出典：ヨーロッパ系は C. J. Rhodes, *Science* 307: 380, 2005 のモデルから作成．
アジア系は文献のデータをもとにした筆者による想像図．

的に描いたものである。まだこれからデータを蓄積する必要があるが、日本人はβ細胞の容積が少ない傾向があり、肥満者でもあまり増加しない。

その理由の一つは、アメリカ人のような高度の肥満が含まれていないためと推測されるが、少しインスリン需要が増すとそれに適応できず、糖尿病を発症するためとも考えられる。日本人のみでなく、東アジアの人々は、あまり肥満しなくても糖尿病になるが、β細胞の容積の増加が起こりにくいことによるのであろう。

在胎週数に比べて体重の少ない低体重出生児では、ラ氏島のβ細胞の容積が少なく、血管の発達も不良であることが報告されている。こうしたことから人においても体内環境が不良であると、β細胞の容積や機能に発達障害が起こる可能性が考えられる。

第3章で述べたように、胎生期あるいは生後早期に貧しい環境で育った人が、後に西欧化した豊かな環境で生活するようになると糖尿病を高率に発症する事実は、こうしたβ細胞の発達障害で説明することができる。これからの課題は、糖尿病の遺伝素因と胎生期ないしは生後初期の環境がどのように関わりあうのか、β細胞死はどのようなメカニズムで起こるのかなどを解明することであろう。

動物実験においても、胎生期に低栄養状態であると、生まれた直後にはインスリンへの感受性(インスリンによる血糖の降下率)がよいが、やがてインスリンが働きにくい状態、インスリン抵抗性が生じてくる。これは筋肉、脂肪組織、肝臓におけるインスリン作用機構の異常によるものと考えられ、エネルギー消費を減らす適応現象とも見られている。

先に述べたヘルシンキの研究によると、人においても低体重出生児では、インスリン抵抗性が起こることが観察されている。そうすると発達プログラミングはβ細胞のみでなく、インスリンが作用する標的器官である肝臓、脂肪、筋肉などにも起こる可能性がある。さらに後に肥満が起こりやすいことから、食物摂取を調節する脳の視床下部が重要な役割を果たすものと推測される。いわば代謝ネットワーク全体が、プログラムされる可能性が大きい。

代謝ネットワークから見たプログラミング

早期の低栄養は、ラ氏島のβ細胞や腎臓の発達障害を来たすだけでなく、より広く代

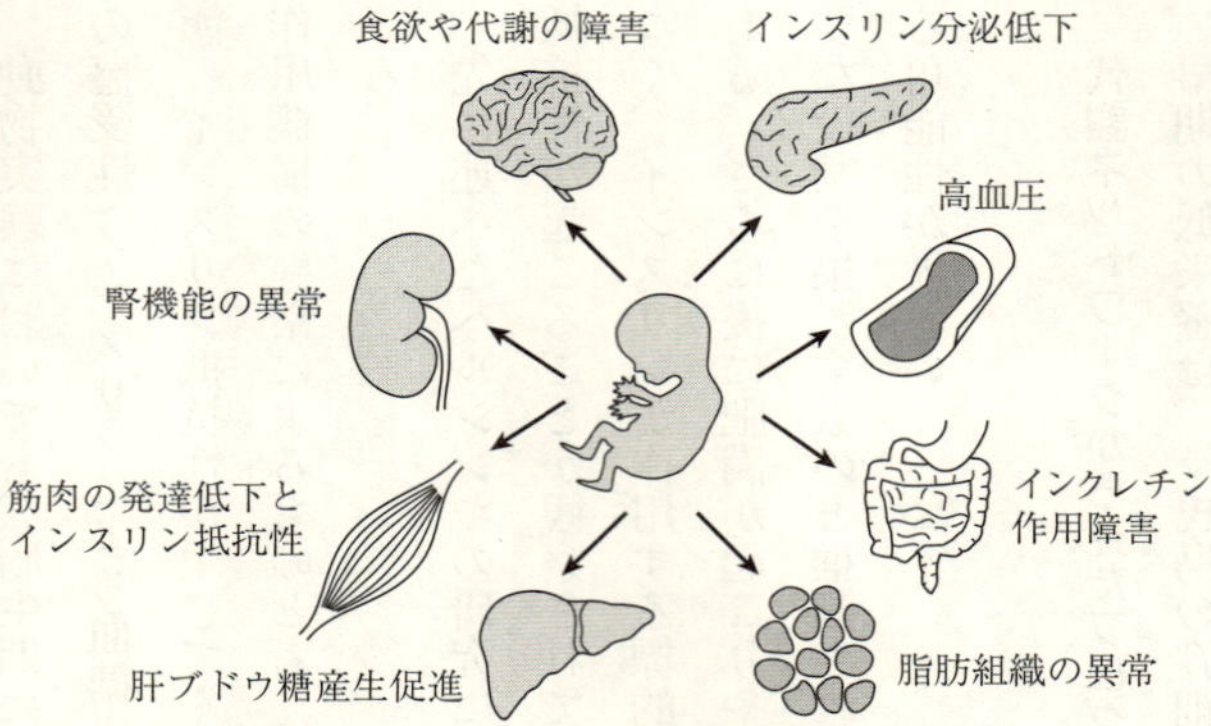

図 16　胎生期あるいは生後初期の低栄養によって起こると考えられる諸臓器の変化
出典：B. Portha *et al.*, *Biochimie* 97: 1, 2014 より引用.

謝を調節するネットワークに影響するのではないかと考えられている（図16）。とくに脳の視床下部はそのネットワークの中枢として、重要な役割を果たしている。

視床下部には食欲を促進する部位（摂食中枢）と逆に抑制する部位（満腹中枢）があり、両者が末梢からの情報を受けて交互に興奮することによって、エネルギー摂取を調節している。胎生期に低栄養であると、この機構に異常を生じ、生後肥満になりやすいという可能性が考えられる。

また脂肪組織は、レプチンというホルモンを分泌するが、レプチンは視床下部に作用して摂食を抑制し、交感神経系を介して脂肪を分解する働きをもっている。肥満するとレプチンの分泌は増加するが、視床下部での働きが悪くなり、レプチン抵抗性と呼ばれる状態になる。そのためレプチンによるエネルギー摂取調節系に異常を来たすことになり、それが肥満をいっそう促進することになる。

このエネルギー摂取調節系も、胎生期の低栄養の影響を受ける可能性があり、低栄養で生まれた子どもが生後肥満しやすいことと関係があると考えられている。

また後に述べるイギリスの戦後出生児のコホート研究では、中年以降の筋力は出生時体重と正の相関をしており、成長してからの体格とは関係しないことが明らかにされている。これも筋肉の細胞数が、生まれたときにはすでに決定された結果と考えられ、低体重児ではエネルギー消費を減らすため、インスリン作用の障害を来たし、その結果としてエネルギーを多く必要とする筋肉の発育が不良になると理解されている。これも発達プログラミングの一つであろう。

一方、肝臓では、ブドウ糖の産生が促進される。インスリンは肝臓におけるブドウ糖産生を抑制するが、インスリンの作用障害があると抑制が起こりにくくなり、血糖が上昇しやすくなる。

また早期の低栄養によって、脂肪組織の分布や機能にも変化がみられ、一般に内臓脂肪が増加する傾向があることは第3章で述べたとおりである。

このほか低体重出生児では、後に高血圧を起こしやすいが、その理由としては腎臓の発達が不良であること、肥満や糖尿病を来たしやすいこと、脂質に異常を伴うことが多いことなどの因子が関与していると考えられる。

代謝ネットワークのなかで、いま一つ役割を果たしている可能性があるものに、インクレチンがある。インクレチンは消化管から分泌される二種類のホルモンで、β細胞に作用して、グルコースによって起こるインスリン分泌を増強させる。また心臓、筋肉などにも直接作用する。

発達プログラミングのなかで、インクレチンがどのような役割を演じているのか、まだ明らかになっていないが、今後検討しなければならない課題である。

このように早期の栄養障害は、生体の代謝ネットワークを中心に、多様な影響をもたらすが、それのみでなく精神障害を起こすことも観察されている。それは栄養障害が、ストレスとして作用すると考えられるからである。

低栄養以外に胎児期あるいは生後早期に影響する因子

予測適応反応として重要な、もうひとつの系は、生体のストレス応答系である。飢餓も栄養不足のみでなく、おそらくストレスとしても生体に働く可能性が大きいし、飢餓以外にもさまざまな精神的、身体的ストレスが考えられる。とくに最近では親の子どもへの暴力や育児放棄が日本でも増加し、社会問題となっているが、これも子どもには大きなストレスとして働くことは確実である。

ストレス応答系は、図17に示す視床下部―下垂体―副腎皮質系であって、ストレスが脳に作用すると、視床下部の室傍核《しつぼう》からのコルチコトロピン放出ホルモン(CRH)の分泌がうながされる。

CRHは下垂体からの副腎皮質刺激ホルモン(ACTH)の分泌を刺激し、最終的には副腎皮質ホルモン(GC)の分泌が増加する。GCは生存を高める働きをすると期待されるが、同時にまた視床下部、下垂体にネガティブ・フィードバックをかけて、CRH、

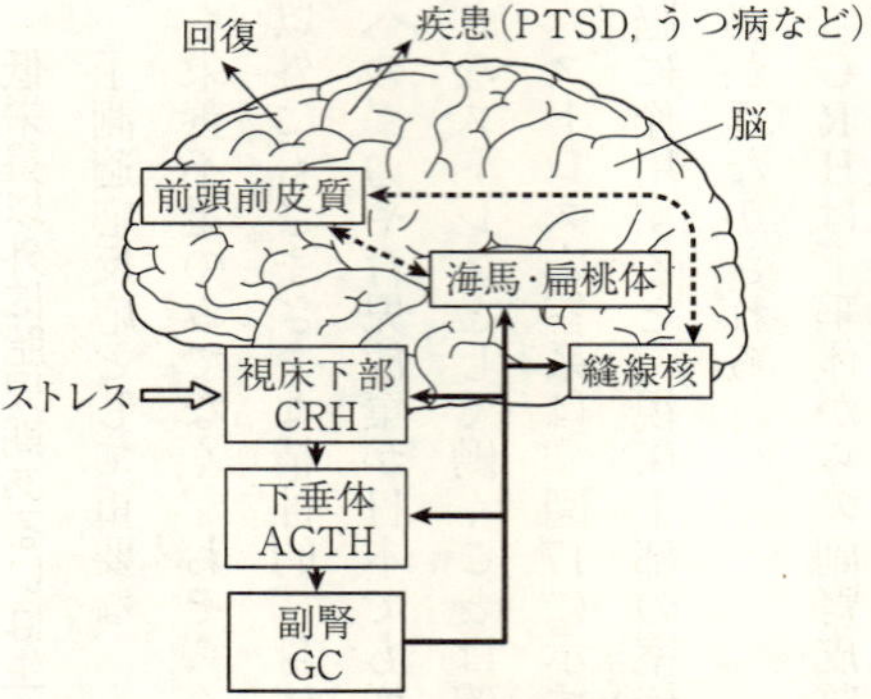

図 17　ストレス応答系と疾患

注：遺伝子ないしはエピジェネティックな変化が起こると考えられている．

ＡＣＴＨの分泌が抑制され、過度の反応を防いでいる。ＧＣはさらに脳の海馬（記憶の中枢）や縫線《ほうせん》核にも作用し、ひいては大脳皮質、とくに前頭前皮質にも情報が伝達される。

このストレス応答系は、脳の発達、とくにネットワークの形成や機能に影響する。そして、後にストレスに直面したとき、うつ病、不安神経症、心的外傷後ストレス障害（ＰＴＳＤ）、統合失調症などの発症に関連する可能性がある。オランダや中国の飢餓の後で生まれた子どもに、成長してから統合失調症やパーソナリティ障害が多くみられたのは、このような経路を介していた可能性が大きい。

最近、磁気共鳴断層撮影法（ＭＲＩ）を用いて脳の神経連絡路を画像化できるようになったが、生後早期にストレスを受けた人では、脳の主要な神経連絡路に変化があることが観察されている。発達期の脳へのストレスの影響は、永続的に続くことを示唆《しさ》している。

さらに、胎生期または生後の早い時期に化学物質、たとえばビスフェノールなどの内分泌かく乱物質に暴露《ばくろ》されると、がんになるリスクが増加するし、脳の発育に影響することも知られており、研究が進められている。また母親が喫煙すると、胎児の発育に影響が出ることは以前から指摘されてきたが、M・A・シュータータらは、胎児にエピジェネティックな変化が起こり、後年の健康へ影響するのではないかと指摘している。

最後に今後の検討課題であるが、世界の各地で自動車の排気ガスなどによる大気汚染が深刻な問題となっており、気管支喘息《ぜんそく》の増加などの呼吸器疾患が注目されている。最近、南カリフォルニアで、大気汚染が改善されると小児の呼吸機能の発達障害も改善されることが報告され、注目されている。したがって肺の発達には周産期の栄養状態のみでなく、生後に暴露《ばくろ》される大気汚染も影響するものと考えられる。現在少しずつ増加している非喫煙者の閉塞性肺疾患との関係も、今後検討しなければならないであろう。

ＤＯＨａＤとがんの関係については、環境化学物質以外の因子も影響する可能性があるが、まだこれから検討しなければならない課題である。乳がんや前立腺がんなどは出生時体重が大きかった人に、後になって発生する頻度が高いことが報告されている。他方、出生時体重が低かった女児では、後の乳がんの発生率は低いとされているが、逆に多いという報告もあってまだ一致した見解は得られていない。最近になって肺がんと出生時体重との関連も報告されている。これらがプログラミングの直接の結果か、肥満、糖尿病などの代謝異常を介するものか、両方の可能性が考えられる。周産期の環境と発がんの関係は、今後詳細に検討されねばならない課題である。

発達プログラミングは、どのような分子機構で起こるのか

それでは発達プログラミングは、どのような分子機構で起こるのであろうか。すでに述べたいくつかの環境因子が、直接遺伝子を変化させるとは考えにくい。したがって、前の章で説明したエピジェネティックな変化が、胎生期または生後の早い時期に起こった可能性がきわめて高い。そのことは多くの動物実験で認められているからである。

たとえば、動物の子宮動脈の一部を結紮《けっさつ》して作った子宮内胎児発育遅延モデルでは、成体になってから調べると、ラ氏島の遺伝子発現を調節している転写因子、PDX1のDNAメチル化やヒストンの修飾に異常が認められている。PDX1はβ細胞の増殖にも機能にも関係した因子で、この動物におけるインスリン分泌能の低下を説明できる。

また骨格筋においてもヒストンの修飾に変化がみられ、その結果としてブドウ糖輸送体(インスリンに反応して細胞内にブドウ糖を輸送するタンパク質)GLUT4の量の低下が認められているが、これはインスリン作用障害を説明できる現象である。

また母親のタンパク質摂取を制限したモデル動物では、子どもの心臓および肝臓において、脂質代謝に重要な転写因子PPARαとグルココルチコイド(副腎皮質ホルモン)・レセプターの、エピジェネティックな変化を示す結果が得られている。

一方、マウスにストレスを与えると、副腎皮質ホルモンであるグルココルチコイド・レセプター遺伝子のDNAメチル化に変化が生じることが知られている。胎生期あるいは生後早期のストレスは、永続的な影響を脳に及ぼすが、それはエピジェネティックな変化を通して起こっている可能性が大きい。

エピジェネティックな変化は、きわめて複雑な現象であるし、臓器によって異なるので、その研究を人でおこなうにはまだ限界がある。今までのところ、血液、臍帯《さいたい》、脂肪組織など入手しやすい組織を用いて、研究が進められている。

たとえば先のオランダの飢餓のときに生まれた人を対象にした研究では、インスリンとインスリン様成長因子（組織の成長をうながす因子）遺伝子のゲノム上の領域の、DNAメチル化に異常があることが報告されている。これらはいずれも代謝のみでなく臓器の形成や体の成長に関係するホルモンであるので、飢餓によって影響を受ける可能性は大きい。

また胎生期に母親にストレスがあったとき、その子どものグルココルチコイド・レセプターについての人での研究が進み、レセプター遺伝子のCpG36のメチル化が関係することが、メタアナリシス（複数の研究からの統合的解析）によって、認められている。

このように人においても、発達プログラミングの分子機構についてのエピジェネティックな研究が進みつつある。

エピジェネティックな情報の世代を超えた伝達

母親の胎内における栄養などの環境因子の重要性は、多くの疫学的研究や動物実験の成績から明らかである。しかもこうしたエピジェネティックな変化は、子どもだけでなくさらに次の世代へ伝達されることを示す結果が、肥満などの代謝異常の動物で観察されている。

後天的に獲得した形質は遺伝しない、というのが従来の遺伝学の原則であった。アグーチマウス（六七ページ）の研究によると、エピジェネティックな変化が世代を超えて伝えられることは確実である。しかしこれはレトロトランスポゾンが関与した特殊な例であって、一般化することはむずかしいと考えられてきた。本当にエピジェネティックな変化が、次世代へ遺伝するのかは、現在研究が進められている重要な課題である。

それでは父親はゲノム以外にはまったく影響しないのであろうか。これについては、ヒトでの研究はまだきわめて少ない。

一つの例は、スウェーデンの北部にあるエベルカリクスという地理的に隔離された地域での研究である。この地域では一九世紀から二〇世紀の初頭にかけて食糧の豊かな時期と乏しい時期が交互にあった。その人たちを対象に健康への影響を調べたところ、父親が食料の乏しい時期に思春期前の緩やかな成長期を過ごしたときに、その子どもに虚血性心疾患や高血圧が多いという結果が得られた。一方、父親が豊かな時期に成長期を過ごしたときには、糖尿病が多いという結果であった。

これは少し古い記録で、どこまでデータが信頼できるか疑問が残っている。もし結果が正しいとすれば、思春期前、まだ精子形成が始まる前の時期に、精母細胞(精子を作る細胞)に何らかのエピジェネティックな変化が起こったということになる。

一方、動物を対象にした研究は、最近かなり報告されている。たとえば、マウスを用いた動物実験で、オスにストレスをかけると子どもの下垂体—副腎皮質系に異常が生じるとする研究や、交尾前に肥満させたオスからの子どもには肥満やインスリン抵抗性が起こり、それが孫の代まで伝えられるとする報告もある。またショウジョウバエでも、オスに交尾前に糖を過食させると、子孫に影響が出ることが知られている。

精子のゲノムにもエピジェネティックな修飾はあるが、受精すると卵子よりも早く消去されるものと考えられてきた。したがって、父親から子どもへのエピジェネティックな情報の伝達のメカニズムはまだ明らかになっていない。

最近、精子に特有のmiRNA(六五ページ)が見出されていて、このmiRNAを介して肥満が次の世代に伝えられるのではないかとする考え方が注目されている。また先に述べたショウジョウバエの実験では、糖の過食によって遺伝子発現に関係のあるクロマチン(DNAとタンパク質の複合体)の構造に変化が起こるが、それはクロマチンに結合しているSu(var)というタンパク質が減少するためであることが知られている。このSu(var)に相当するものは人にも存在するが、一卵性双生児の一方のみが肥満している例で、脂肪組織のこのタンパク質が減少している事実が観察されている。

こうしたことから遺伝子そのものの変化ではなく、何らかのエピジェネティックなメカニズムで父親から子どもへと形質が伝えられる場合があることは確実と考えられる。父親の健康問題が、子どもに影響する可能性は大きいと言えよう。

第6章
人の生活史の特徴と、それに基づくヘルスケア

人の生活史（ライフヒストリー）と青少年期

生物は、それぞれ固有の生活史を持っている。哺乳動物の生活史は受精に始まり、一定期間の胎生期があって生まれ、乳仔期《にゅうし》、幼仔期《ようし》を経て性成熟期となり、次の世代を作って老化して死亡する。この生活史のなかで、成長、生殖、老化などの事象がどのようなタイミングで起こるか、あるいはどのような数の子孫を残すかは、進化の過程で自然選択によって形成されてきたものと考えられる。これが生活史である。

図18は、ヒトの生活史を他の哺乳動物のそれと対比して示したものである。

ヒトの生活史の特徴は、他の霊長類に比べて未熟な状態で生まれること、したがって長い発育期があり、少年期の後に青年期（adolescence）と呼ばれる時期がかなり明らかにあること、また最初の出産が遅いこと、他の大型霊長類（チンパンジー、ゴリラなど）に比べて出産間隔が短いこと、更年期があってその後の老年期が長いことなどである。

大型霊長類は三〜四年の出産間隔であり、一〇〜一四歳ぐらいで最初の出産をする。

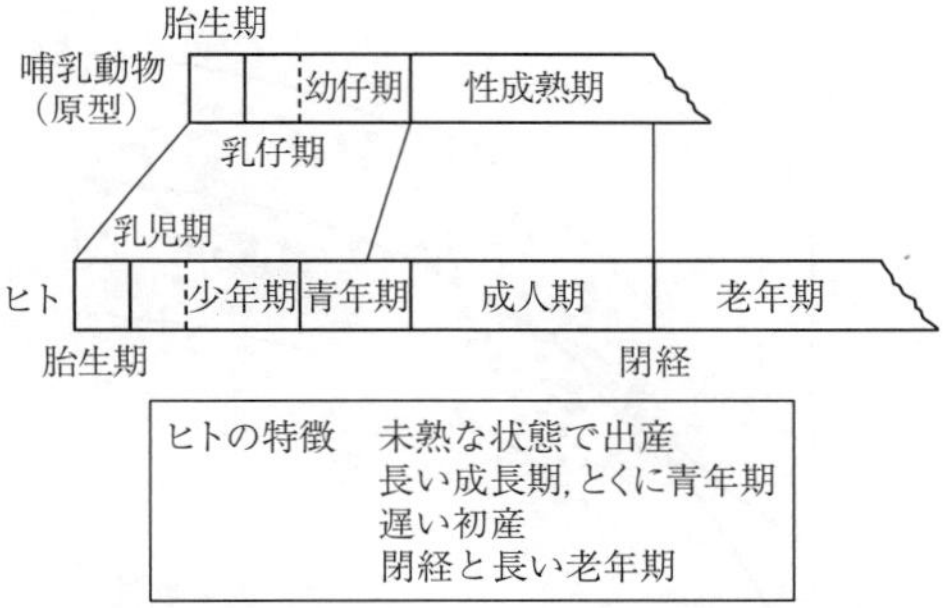

図18　哺乳動物とヒトのライフヒストリー

ヒトでは性成熟が始まっても通常すぐには妊娠せず、最初の出産は、かつては一九歳ぐらいが多かったとされている。その後避妊をしなければ、大型霊長類よりは短いおよそ二年の間隔で出産し、生涯の出産数もチンパンジーなどに比べて多い。

このように出産間隔が短いにもかかわらず、なぜ長い少年期と青年期が進化したのであろうか。ヒトはおよそ六〇〇万年前に立位二足歩行を始め、それによって骨盤が扁平化した。それより四〇〇万年ほどたって、脳が発達し始めたが、骨盤は扁平化していたので出産に困難を伴うようになった。したがってヒトは、他の霊長類より未熟な状態で胎児を分娩する。そのため生まれた子どもも、他の霊長類より自立するまでに長い時間がかかる。

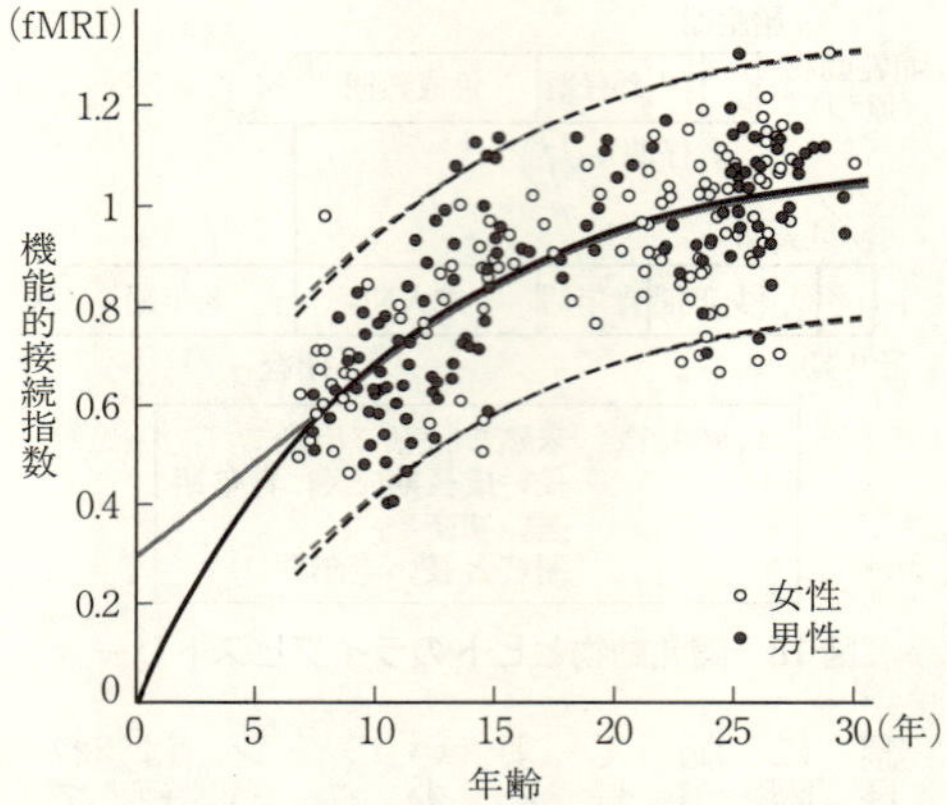

図 19　ヒトの脳の機能的成熟と年齢の関係

注：fMRI による結果を示す．fMRI を用いて多変量パターン解析アルゴリズムを用い，脳の異なる部位の間の機能的接続の成熟度を測定したもの．図の中の線は平均値と標準偏差の 2 倍を示す．
出典：N. U. Dosenbach *et al., Science* 329: 1358, 2010 より引用．

人の脳は、生後も時間をかけて徐々に成長する。とくに人類は高度の社会を形成しているので、社会性を獲得し、さまざまな社会行動を学ぶのにも、より長い時間を必要とする。そのことから他の霊長類より長い成長期、とくに青年期という期間を必要とするようになったとする考え方が、一般的である。

これを支持する所見として、ＭＲＩを用いて人の脳の異なる部位の間の機能的接続の成熟度を測定した研究では、二〇〜二五歳までゆるやかに発達するという結果が得られている(図19)。このことは人の脳が、長い時間をかけてゆるやかに成長することを示している。この点、ヒトの近縁種であるチンパンジーの脳の成熟が、比較的早く終わるのと対照的である。

しかし最近になってホモ属(現生人類の祖先にあたる原人)の化石の研究から、別の考え方も登場している。それはヒトは最初の出産を遅らせることにより、生存する可能性の高い子どもを得ることができるようになったとする仮説で、そのため長い青年期が進化してきたと説明する。樹上生活をする大型霊長類に比べて、捕食者となる動物の多いサバンナに進出したヒトの祖先は、危険な環境で、より多くの子どもをもうける必要があったのかもしれない。

未熟な子どもを短い間隔で生み続けるためには、母親以外の協力が不可欠である。このことは更年期を進化させて、祖母が孫の保育を助けるようになったとする、いわゆる更年期の「祖母仮説」とも一致する。そしてこの更年期以降の生存期間がきわめて長くなっているのが、最近の先進諸国の特徴である。

青年期を何歳から何歳までとするか、その時期については諸説があるが、ここではテイーンエージとする。

その始まりは、性成熟をする思春期と重なり合う。この時期には身体の発育が加速され、二次性徴が完成するなどの身体の変化とともに、心理的に自我意識が高まり、異性への関心、不安、いらだち、暴力的行動などの精神的な動揺が著しい時期である。ゲーテは「疾風怒濤《しっぷうどとう》の時代」という言葉で、その特徴を表現している。統合失調症、うつ病、双極性障害、摂食障害などの疾患が顕在化し始める年齢でもあるし、後に述べるように喫煙習慣、飲酒習慣、薬物中毒、反社会的行動なども、この年代から問題となる。なおこの時期は学齢期で、将来の職業に向けてのトレーニングの時期として、大変重要である。またこの時期は、中年以降の身体的・精神的健康や社会経済的地位に大きく影響する場合が多いことも知られている。

他方、更年期は、女性にみられる性成熟期(生殖年齢)から老年期(生殖不能期)への移行の時期である。卵巣の卵子数は生後加齢とともに減少し続け、ほぼゼロとなると閉経する。最近の環境の変化によって、初潮は少し早くなっているが、閉経の時期は変わらないので、閉経はプログラムされた現象と考えられる。他方、男性においては男性ホルモンであるテストステロンの分泌は徐々に低下するので、女性の更年期のような顕著な変化は見られない。

胎生期から生後早期の環境の重要性はすでに詳しく述べたので、この章では青少年期、とくに青年期と更年期について述べる。

青少年期の後年の健康への影響――イギリスの戦後出生コホート研究

ヒトの生活史の特徴である青少年期が、後年の健康にどのように影響するかについては、まだ知見が比較的乏しい。胎生期から生後間もない時期には可塑性があり、環境因子によってプログラミングを受けるものと考えられる。この可塑性がいつまで続くかは形質によって異なると推測されるが、よくわかっていない。たとえば言語機能についてみると、母語の獲得にも臨界期があるとする仮説が有力で、それはおよそ七歳といわれている。

生後の発育と後年の健康の関係については種々の報告があるが、もっとも組織だって長く観察が続いているのがイギリスの戦後出生コホート研究である。イギリスでは一九世紀中葉から出生率の低下が続いているが、その理由は何か、また小児死亡を減らし、母子の健康を守るのに何をなすべきかを明らかにするために、第二次世界大戦直後の一九四六年三月三日から九日の間に生まれた一万六六九五人の子どものうち、両親が結婚していて、多胎児でない単一児で、かつ早期に死亡していないもののなかから、両親の社会的身分、職業が偏らないようにして五三六二例がコホートに選ばれた。このコホートからのデータの収集は小児期までは比較的高い頻度でなされ、現在に至るまで研究が続けられている。また一一歳のときには認知機能検査もなされている。

さらに一九五八年と一九七〇年に、それぞれの年に生まれた新しいコホートを追加しており、出生コホートとしてもっとも充実したものとなっている。

一九四六年のコホートのなかで、八八一例は六〇歳までの早期死亡によるか、または移住などによってコホートから脱落している。早期死亡としては心筋梗塞とがんが多かった。また喫煙、小児期の認知機能検査での低い成績、学齢期の教育の状況、両親の社会経済状態などが早期死亡と関連した因子であった。

また六〇〜六四歳の年齢でコホートを調べた結果では、六人中五人が高血圧、脂質異常症、糖尿病、心血管系疾患、肥満、腎機能障害、呼吸器疾患、甲状腺疾患などの一般的な病気(コモン・ディジーズ)を平均して二つ持っており、これらがない人は六人に一人に過ぎなかった。そして長期にわたって就労できなかった人は、教育の程度と関係があったと報告されている。また一部のがんも小児期の環境が悪かった人に多いとしている。

これらの結果から、中年以降長期にわたって健康を維持するためには、政策として青少年期を中心とした教育が大切であることが強調された。確かに健康を守るためには、安定した生活と健康への一定の理解が必要であろう。

認知機能、性格と後年の健康

イギリスの戦後コホート研究が注目しているもうひとつの側面は認知機能、精神疾患、さらに反社会的行動である。とくに、認知機能は後年の健康やNCDの発症に影響するという意味でも重要である。このコホート研究では生下時体重と二六歳までの認知機能、教育の到達度との間に正の相関を認めており、また身長とも相関するが、体重は逆に負の相関があったとしている。

一般にこうしたコホート研究では生下時体重の記録のみで、妊娠期間が明らかでないが、低体重出生児のなかには不当軽量児(妊娠期間に比して出生時体重の少ない子ども)がかなり多く含まれていると考えられる。不当軽量児で認知機能の低下が多くみられることは、すでによく知られている。脳の発達には種々の因子が関与しているので、認知機能低下の原因としては遺伝子異常、栄養、胎盤の異常などの胎内環境、感染症などのさまざまなものが考えられる。

後年の健康には、認知機能のみでなく性格も重要な因子であり、最近では認知スキル、性格スキルという言葉も用いられている。つまり小児期につちかわれた性格が、後年の社会経済的地位や家庭の安定性に影響する傾向があり、したがって健康にも関連することがイギリスのコホート研究で観察されている。

そしてビッグ・ファイブと呼ばれる性格の型のなかで、統制性(conscientiousness 誠実、勤勉な性格)と協調性(agreeableness 気持ちのよい協調的な性格)が、重要であると指摘されている。他方、青少年期に情緒のあらわれ方が偏っていたり、あらわれ方が激しかったりすると、成人になってからも情緒障害があることが多いし、この時期に素行不良の人は成人になってからの社会経済的地位に影響することが、A・グッドマンら、いくつかの論文で報告されている。

最近、その他のグループの研究も発表されているが、暴力的、反抗的な性格が、胎生期や生後初期の環境、とくに親から暴力を受けた場合に形成されるとの報告が注目される。一般に小年期に、とくに男児では、暴力的な性向がかなりの数で見出される。いわゆる反抗期で、こうした性向は、多くは成長とともにしだいに改善される。しかし一部ではそれが成人まで持続し、暴力沙汰や反社会的行動を起こすことになるし、家庭内暴力などとも関係している可能性もある。

こうした例では、母親の妊娠中あるいは授乳中のストレスが関連している場合が少ない。暴力や育児放棄などのストレスを受けた子どもを後になってMRIで検査すると、そうでない対照者と比べて脳の神経連絡路に相違があることをM・H・タイチャーらは報告している。ストレスは副腎皮質ホルモンを増加させ、発育期の脳の成熟に影響するものと考えられる。生後初期の環境は、その人の人生に長い影を落とすことになる。

健康格差の解消のために

最近全世界で、経済格差の広がりが問題となっている。科学技術の進歩と、激しい経済競争の中で、技術をもつ人ともたない人に両極化され、それが収入に反映するようになっている。恵まれない環境に生まれた子どもは、一般に認知スキルで劣る傾向があり、高等教育を受ける機会にも恵まれないことが多い。

アメリカのノース・ウエスタン大学の研究によると、母親の学歴と子どもの認知スコアーの間に関係が認められており、母親が大学卒の場合、子どもの認知機能が高い。これについて遺伝の影響も完全には否定できないが、高学歴の母親のほうが子どもの養育に熱心で、それに費やす時間も多いとされている。また学歴が高いので収入も多い。すでに述べたように脳や、認知スキル、性格スキルの発達にもエピジェネティックな変化が大きく関与しており、遺伝と環境因子の相互作用の結果と見るべきであろう。幼少期の環境は、子どもの認知スキルと性格スキルの形成に、大変重要である。

社会的に成功するためには、認知機能のみでなく、身体的な健康、性格スキルも重要であることは言うまでもない。日本では学力が重視され過ぎているが、バランスの取れた教育によって、社会に対する責任感と自制力をもった若者を育てていくことが必要である。そのことは、イギリスの戦後出生コホートの研究も、明確に示しているところである。

格差の解消のためには、所得の再配分が、まず必要であろう。しかし、それは一時的なものにすぎない。重要なことは機会の平等であり、それを実現できるものは、幼少期から青年期にかけての教育をおいてほかにない。

青少年期の肥満などの影響

生下時体重が少ない子どもでは生後に、キャッチアップ成長が起こり、多くの場合、少年期の終わりごろに肥満となる。このキャッチアップ成長の時期によって、後のNCDの発症に相違があるとの説もあるが、まだ一致した見解は得られていない。いずれにせよ肥満は、さまざまなNCDの重要なリスク因子となるので、とくに低体重出生児の場合、肥満にならぬよう注意すべきである。かつて日本でもてはやされた「小さく生んで大きく育てる」という考え方には、誤りがあったことになる。最近、欧米諸国のみでなく発展途上国においても肥満が増加し、それが大きな健康問題となりつつある。

とくに欧米では妊婦の二〇～三〇％が肥満となっていると報告されているが、肥満した妊婦では妊娠糖尿病や妊娠高血圧などの合併症が起こりやすい。また胎児が巨大児となり、その子が成長すると後に肥満、糖尿病などのNCDを起こしやすくなる。イギリスの出生コホートでも、二歳以降に過体重になったものでは、後に腎機能低下も起こりやすいと報告されている。肥満すると、その結果として次の世代にも肥満が引き継がれ、さらに肥満児を再生産する可能性も大きくなる。

一方、日本は妊婦の肥満度では例外的な国である。それは若い女性の間で痩せへの願望があるため、妊娠前から低体重の傾向が強い。五〇歳までの女性の平均体重は、過去三〇年以上にわたって減少したままである。また妊娠中や出産時の合併症を恐れるあまり、産科医も体重増加を抑え過ぎる傾向がある。

図20は、出生児体重二五〇〇グラム未満の低体重出生児の割合を示したもので、一九

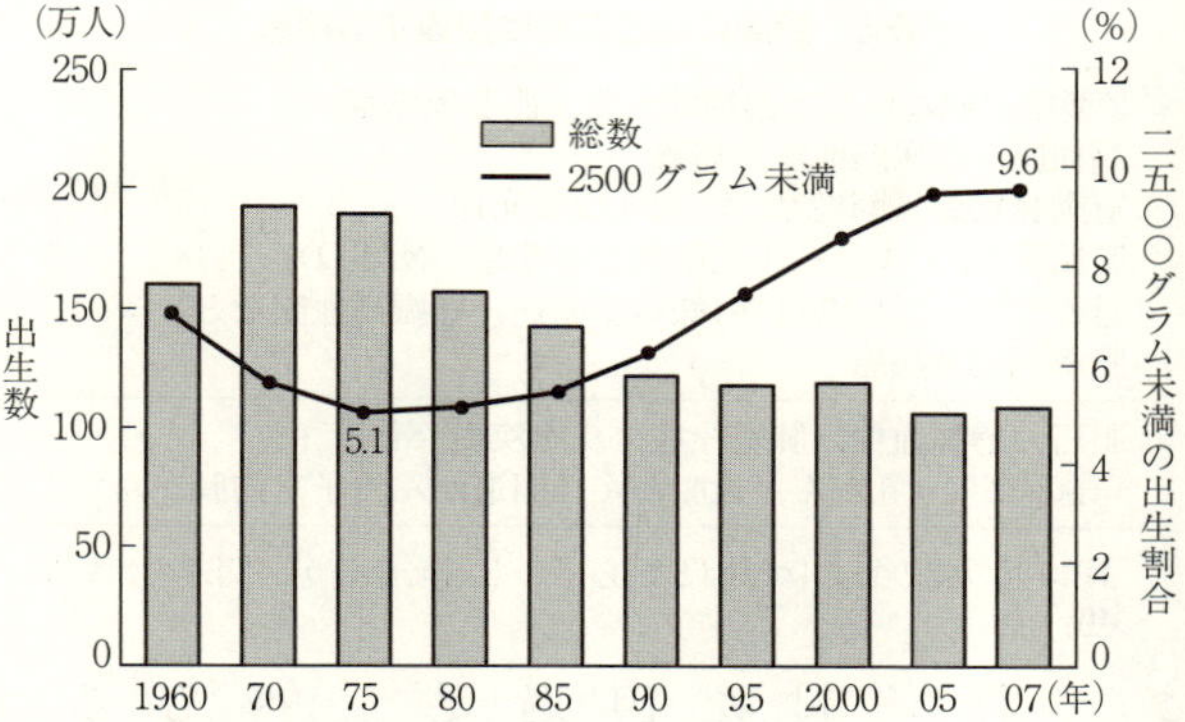

図20　1960年以降の，日本における出生数(ヒストグラム)と，2500グラム未満の低体重児の割合(実線)
出典：厚生労働省「人口動態統計」2008年による．

八〇年代から増加傾向がみられている。DOHaD説からみて、低体重出生児が成人になってからNCDに罹患する可能性が高くなるので、懸念されている。

アメリカの疾病管理予防センター(CDC)では、さまざまな統計を用いて、早期死亡例の原因を推計している。それによると喫煙が第一位であるが、これに続いて過食と運動不足、すなわち肥満が第二位を占めている。しかも肥満が増加傾向にあり、他方喫煙者はアメリカでは減少しているので、近い将来肥満が早期死亡の最大の原因になると予想している。

肥満に関連して起こる疾患は、表5に示

表5　肥満に起因または関連する疾患

2型糖尿病ないしは耐糖能異常，脂質異常症
高血圧，高尿酸血症，痛風
冠動脈疾患，脳梗塞，一過性虚血発作
脂肪肝(非アルコール性脂肪性肝疾患　NAFLD)
月経異常，妊娠合併症(妊娠糖尿病，妊娠高血圧など)
肥満関連腎疾患
胆石，静脈血栓，肺塞栓症，皮膚疾患など
一部のがん(乳がん，大腸がん，胆道がん，子宮内膜がん)

注：下の欄のものは原因とは必ずしも言えないが，関連の深い疾患．

すように多数あるが、そのなかには早期死亡の原因となるもの、高齢になってから介護を必要とする状態になるものが多い。その意味で、健康政策上も、肥満は注目すべき病態である。

肥満を起こす環境要因としては、食事の変化と運動不足が、重要な因子と言える。食事としては脂肪や糖質の過剰な摂取による、必要量を超えるエネルギー摂取が原因と考えられる。また車社会になって、運動量が減少したことも大きな要因である。さらに環境の変化によって起こった、共生細菌であるマイクロビオーム(二八ページ)の変化も関係している可能性も大きいので、今後検討しなければならない。

なお、肥満と関係の深い高血圧や心血管系疾患の予防について、ここで少し述べておきたいのは食塩摂取量である。日本は世界のなかでも食塩摂取の多い国で、二〇一四年の国民健康栄養調査の概要によると、一日の摂取量が男性一〇・九グラム、女性九・二グラムである。これはWHOの勧告である五グラム未満よりはるかに多く、そのことが日本で高血圧や脳血管障害、腎障害が多い一因となっている。そこで厚生労働省は二〇一五年に、各年齢の摂取基準を、成人男性八・〇グラム未満、女性七・〇グラム未満と改定した。

日本食は一般に食塩含量が多く、とくに市販の食品で高いものが多い。したがって若い時期から食塩過剰摂取の弊害を教育するとともに、低い食塩量の食品に慣れるようにすべきである。

喫煙とその健康への影響

青年期は、また喫煙、飲酒などを始める時期に当たるし、薬物中毒も問題になる。イギリスの戦後出生コホートでも、喫煙は、それだけで早期死亡を説明できる単独の危険因子であると指摘されている。またアメリカのCDCの解析でも、早期死亡のおよそ四〇%は、その原因を喫煙に帰することができるとしている。

　喫煙と肺がんの関係に最初に注目して疫学的研究を始めたのは、ロンドン大学のR・ドールとA・B・ヒルである。二人はイギリスで医籍に登録されている医師に手紙を送り、コホートへの参加を求めたところ、およそ三分の二に当たる三万四四三九名の男性医師から回答を得た。これらの医師を対象として、その後五〇年にわたって追跡研究がおこなわれた。

　医師は登録しているので死亡を確実に把握できるし、病気になったときには適切な医療機関を選べるので、精度の高い診断を受けることができると考えられ、この研究方法が選択された。その意味では大変よいアイディアであると言えよう。

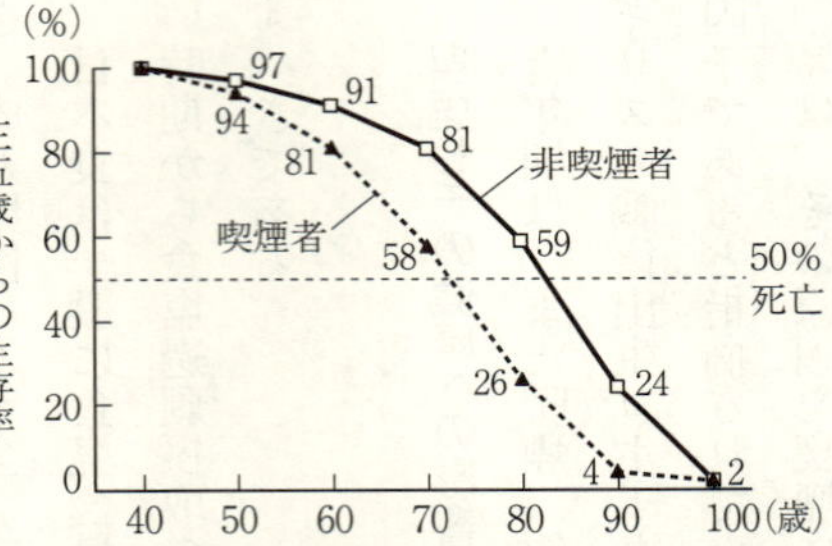

図21　1900年から1930年の間に生まれた医師の35歳からの生存曲線

出典：R. Doll, *Br. Med. J.* 328: 1519, 2004より引用.

　この研究によると、喫煙の死亡への影響は時代によって異なっている。それは一九世紀にはパイプか、葉巻煙草による喫煙であったのが、二〇世紀に入って第一次世界大戦のころに紙巻き煙草が普及して若い人が喫煙を始め、その状態が半世紀以上にわたって続いたからである。したがって二〇世紀に入ってから生まれた人は、年代によって喫煙の死亡率への影響に相違がある。

図21は一九〇〇~三〇年に生まれた人をまとめ、三五歳からの生存曲線を示したものである。喫煙、非喫煙両群を五〇%の人が死亡した時点で比較すると、非喫煙者のほうが約一〇年寿命が長いという結果であった。たしかに喫煙は、他の研究でも指摘されているように、早期死亡の重要な因子である。

この研究に刺激されて、その後多くの国で喫煙の健康への影響が研究され、健康や寿命への悪影響が観察された。日本でも国立がんセンターが中心となった研究で、喫煙者の死亡率が非喫煙者より高いことが指摘されている。

喫煙者に多い疾患は、表6に示したとおりで、慢性閉塞性肺疾患、肺がん、口腔・咽頭・喉頭がん、膀胱がん、虚血性心疾患、脳血管系疾患、大動脈瘤、腸の虚血など、その数は多い。

表6　喫煙者に多い疾患

肺がん，口腔・咽頭・喉頭がん，食道がん，膀胱がん，その他のがん（膵がん，大腸がんなど）
慢性閉塞性肺疾患，その他の肺疾患
虚血性心疾患，脳血管疾患，大動脈瘤，末梢動脈疾患（バージャー病）
腸の虚血性疾患
感染症（種々の原因による）
高血圧性心疾患，本態性高血圧，肝硬変
腎不全，糖尿病など

注：下の欄のものは，新しい報告でまだ確認されていないもの．

ごく最近の報告では、腎不全、高血圧性心疾患、乳がん、前立腺がん、感染症も、喫煙者に多いとされているが、まだ複数の研究で確認されていない。女性の喫煙者は男性より遅れて増加しているが、欧米では男性の場合と同様のリスクがあるとされている。日本でも女性喫煙者が増加しているので、今後注意深く観察していく必要がある。

喫煙常習者でも禁煙すると、その時期に応じて種々の疾患へのリスクが軽減する。したがって喫煙の健康への影響をよく理解してもらい、できるだけ早い時期に禁煙するよう奨めるべきである。

日本では煙草は嗜好《しこう》品の一つであるとして、喫煙を容認する傾向が強かった。しかし喫煙者の年間医療費は非喫煙者よりかなり多いこと、喫煙者のそばにいて煙を吸い込む受動喫煙でも、肺がんなどのリスクは高まることなどを考えると、現在のような高齢社会では禁煙運動をもっと強力に推進すべきである。とくに若い人たちには、喫煙の健康影響についての正しい知識を与えることは重要であると言える。

飲酒の健康への影響

青年期は、また飲酒の習慣が始まる時期でもある。アメリカのCDCの報告では、飲酒は喫煙、肥満を来たす生活習慣に続いて、早期死亡の原因の三位に挙げられている。WHOも最近、アルコール摂取の健康影響についての報告書を公表し、警告を発している。WHOの報告をみると、飲酒の健康への影響についてはかなり地域差があり、ヨーロッパとくに東欧、次いでアメリカで高く、アジア、アフリカでは低い。これは宗教、文化、習慣、経済力などの違いによるのであろうが、生物学的な相違も関係している。

日本人、中国人などでは、アルコールが代謝されてできるアルデヒドの分解酵素に多型があり、弱いタイプの遺伝子を持っていて分解の遅い人がかなり多い。そのため顔が赤くなり、オリエンタル・フラッシュと呼ばれる。こういう人たちはアルコール中毒にはなりにくいし、摂取量が少ないので健康被害も比較的少ない。
しかしアルデヒドは唾液《だえき》に分泌されるので、食道がん、咽頭がんなどのリスク因子となる。喫煙もこれらのがんのリスクであることはすでに述べたとおりで、酒を飲んで赤くなる人は喫煙するとよりリスクが高くなると考えられている。

飲酒によって起こる疾患としては、がん以外に肝障害、胃腸障害、心血管系疾患、精神・神経疾患などがある。

しかし多くの疫学的研究によると、少量のアルコールの摂取は、健康にも寿命にも好影響を与えるという結果が得られている。酒は飲み方によっては百薬の長であると同時に、生命に悪影響を及ぼす諸刃《もろは》の剣であると言えよう。

更年期と健康

更年期は人類のみに見られる特異な現象で、健康への影響が出やすい時期である。女性は更年期になると卵巣からの女性ホルモン、エストロゲン、プロゲステロンの分泌が低下するので、脳の視床下部からのゴナドトロピン放出ホルモン（GnRH）が増加し、それによって下垂体からの卵胞刺激ホルモン、黄体化ホルモンの分泌も増加する。これは、エストロゲン、プロゲステロンによる視床下部、下垂体へのネガティブ・フィードバックがなくなるためである。その結果GnRHの分泌が増加するが、その分泌はパルス状で、それが顔のほてり、のぼせ、発汗、めまいなどの症状を起こすものと考えられている。

エストロゲンの減少によって、膣、子宮などの萎縮が起こる。また骨量が減少し、骨折しやすくなる。さらにエストロゲンには抗動脈硬化作用があるので、その減少によって血管の動脈硬化性病変が進行し、男性より少ないとはいえ、加齢とともに虚血性心疾患などの心血管系疾患が増加する。

こうした病変を改善するために、エストロゲンの補充療法が、とくにアメリカで積極的におこなわれた。しかしこのホルモン補充療法で乳がんや子宮体がんが増加するのではないかとの懸念がもたれたし、いつまで補充療法を続けるべきかも不明であった。一九七六年からアメリカの女性の看護師を対象としたコホート研究など、種々の研究がなされたが、結果は必ずしも一致しなかった。

そこで国立衛生研究所(NIH)は大規模な女性健康研究をおこなった。その結果、補充療法は心疾患の予防には有効でなく、脳梗塞などはむしろ増加するという結論が得られた。したがってエストロゲンは、いわゆる更年期症状の改善のために、できるだけ短い期間投与するのがよいという方向に進んでいるように思われる。閉経期以降の女性の健康をどう守るかは、重要な課題であるが、薬剤のみに頼るのは、やはりよくないのであろう。

男性に更年期があるか否か、その本態は何かについては、医師の考え方は必ずしも一致していない。

男性の性機能は、女性と異なって長い期間にわたって徐々に低下し、かなりの個人差がみられる。血中の男性ホルモンであるテストステロン、とくに生物活性のある遊離型テストステロン(タンパク質に結合していないテストステロン)は低下するが、遊離型の正確な測定は必ずしも容易ではない。性欲の低下、うつ症状、意欲の減退などがあり、血中遊離型テストステロンが低いと、男性更年期障害または遅発性性腺機能低下症と診断できる。このような例では、テストステロンの補充は有効であるが、単に老化の防止のために男性ホルモン療法をおこなうことには、よい結果が得られていない。

第7章

高齢期の健康

——サクセスフル・エージングのために

超高齢者（the oldest old）の増加

今までの章で、胎生期に始まり、少年期、青年期、壮年期、更年期のヘルスケアについて述べてきた。それらが重要であるのは、本章で述べる高齢者の健康、あるいはQOLに大きく影響するからである。

現在、欧米諸国、日本などでは、新しい区分の年齢層が急激に増加している。それは超高齢者、英語では「the oldest old」と呼ばれる年齢層である。

厚生労働省の人口推計によると、二〇一五年の七五歳以上は一三・〇％であり、二〇二五年には一八・一％に達すると考えられている。諸外国でよく使われる「the oldest old」の年齢区分もさまざまで、七五歳以上、八〇歳以上、八五歳以上、九〇歳以上と、用いる人によって異なるが、八五歳以上とする人が多い。

それはこの年齢になると、すべての人が何らかのNCDをもつようになるからであり、またヘルス・プロモーションの目標が、疾病対策からQOL、あるいはADL（日常生活活動）の維持へと変わらざるを得ないからである。

イギリスの戦後コホート研究では、第6章で述べたように六〇～六四歳で調査すると、六人中五人が、高血圧、肥満、糖尿病など、何らかのNCDをもっていたと報告されている。このコホートは間もなく七〇歳になるが、果たしてどのような結果になるであろうか。いずれにせよ、骨・関節疾患、眼・耳などの感覚器の疾患、認知機能低下やうつ状態などの精神疾患なども含めると、まったく異常がないという人はほとんどなくなるのではなかろうか。

カナダの二〇一四年に発表されたデータによると、病院外来を訪れた八五歳以上の高齢者は、平均して六・四種類のNCD（心血管系疾患、糖尿病、高血圧、骨・関節疾患など）をもち、そのとき平均して六・八種の薬を服用していたということである。薬好きの日本人なら、もっと薬の服用が多いのではないだろうか。

一般に五種類以上の薬を服用すると、副作用の率も高くなることが知られている。とくに腎臓の機能が低下した高齢者では、薬の副作用には、注意が必要である。

それでは、高齢者のQOLを維持するためには、何をなすべきか。それについて以下に少し述べてみたい。

生理機能の加齢による変化とNCD

人の生理機能の多くは、二〇歳代でピークに達する。たとえば高齢者の健康状態に影響する下肢の筋肉量をみると、男女とも図22のように二〇歳代が最高で、その後徐々に減少する。

骨密度(単位体積当たりの骨の量)もこの時期が最高で、男性はゆっくりと、女性は閉経の後、急速に減少する。したがって骨折の原因として重要な骨粗鬆症《こつそしょうしょう》は、従来主として女性の疾患と考えられてきたが、最近は男性も長寿になったので八〇歳以降の骨折の増加が注目されるようになった。

イギリスの戦後コホート研究によると、成人になってからの骨密度と出生時体重との間に相関がみられており、低体重出生児では成人になってからの骨密度量が少ない傾向があることが報告されている。筋肉量についても、一般的にいえば同様な関係が存在するものと推定され、やはり早期の環境要因は、高齢になってからの骨、筋肉などの運動器の健康に影響するのであろう。

一方、肥満は、いわゆる中年太りという言葉があるように、男性では年齢とともに増加する。日本の女性は国際的にみて例外的で、二〇〜五〇歳ではむしろ低体重であるが、更年期以降になると急速に肥満が増加する。

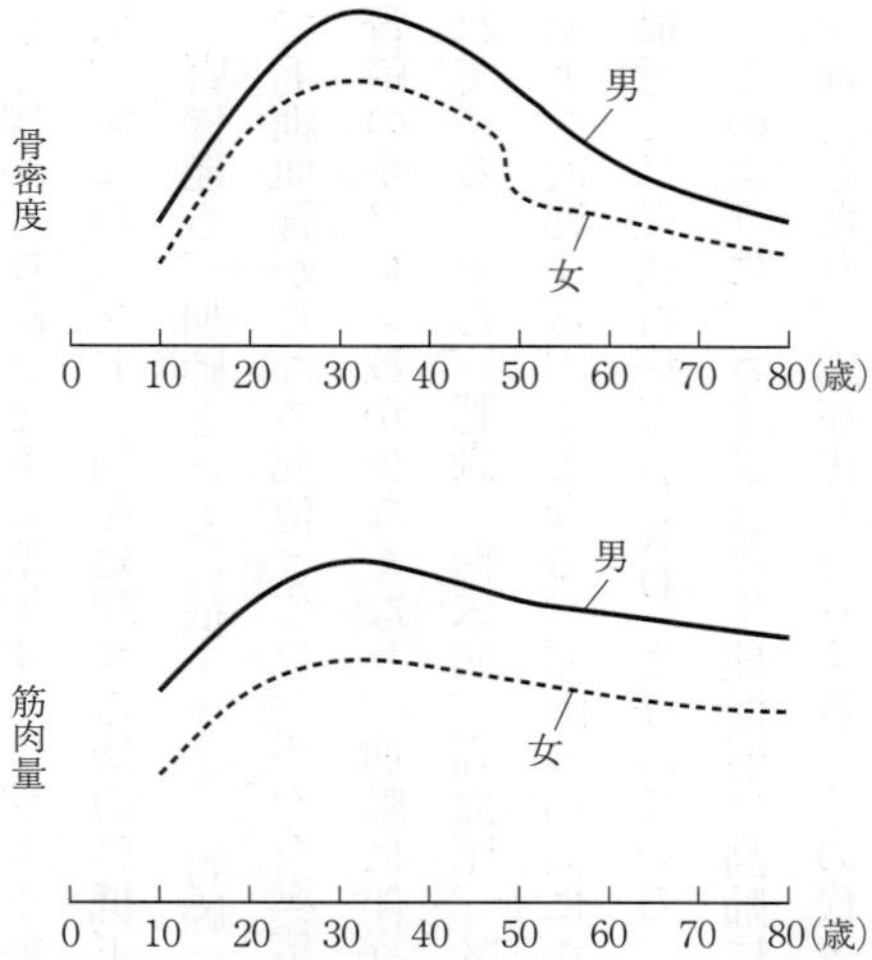

図22　日本人における骨密度(上段)と下肢の筋肉量(下段)の加齢に伴う変化の概略的な模式図

糖代謝についても、インスリンが作用しにくくなるインスリン抵抗症が加齢とともに起こり、それに対応できるだけのインスリンを分泌できなくなると、血糖値が上昇する。日本人はインスリン分泌能が少ない傾向があり、顕著な肥満やインスリン抵抗症がなくても糖代謝異常を生

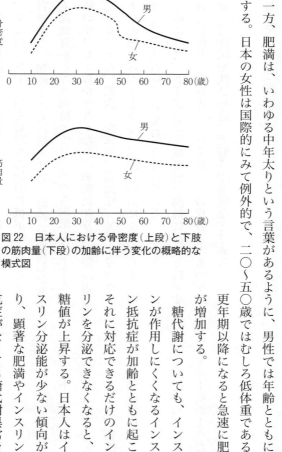

じる例が、加齢とともに増加する。ブドウ糖を服用した後二時間の血糖値が高い血糖曲線、すなわちブドウ糖を処理する能力の低下を示すことが多い。

腎機能も、加齢とともに低下する。腎臓の血流量が減少し、糸球体《しきゅうたい》(ネフロンの一部で毛細血管からなる部位)からの尿のろ過量も低下する。早期の環境が不良であると、腎臓のネフロン数が少なくなり、加齢に伴う腎機能障害もより顕著にみられると考えられている。また、肥満、糖尿病、高血圧、メタボリック・シンドロームなども、腎機能低下を促進する因子となる。原因の如何《いかん》にかかわらず、慢性に進行する腎機能低下を、最近では慢性腎疾患(CKD)と呼んでいる。

このように、さまざまな生理機能は高齢になると低下するので、それに伴ってNCDが進行したり、顕在化したりする。その代表となるのが、アルツハイマー病のような認知症、慢性閉塞性肺疾患、変形性関節症などである。

健康寿命という考え方

高齢になるとまったく病気がない状態でいることは不可能であるが、重要なことは人の手を借りないで自立して生活できる状態、いわゆるADLがよい状態を維持することである。それを示す指標として国際的に、健康寿命という考え方が用いられている。日本では「日常的に介護を必要としないで、自立した生活ができる生存期間」と定義されている。

厚生労働省によると二〇一〇年の健康寿命は、男性七〇・四二歳、女性七三・六二歳であった。同じ年の平均寿命は、男性七九・六四歳で世界第四位、女性八六・三九歳で世界第一位であった。

健康寿命には若いときの疾患に基づく障害が、かなり大きく影響する。そこで六五歳以上の男女を対象として、平均余命と自立して生活できる生存期間が、厚生科学研究費によって全国的に調査された。それによると六五歳男性の平均余命は一六・一年、自立期間は一四・七年、女性の平均余命は二〇・四年、自立期間は一八・二九年で、女性のほうが介護を要する期間が約二・七年で、男性の約一・四年より一年あまり長い。これは一九九七年のデータで、その後若干の変化はあるかもしれないが、大きく変わっていないと推定される。

これと関連して東京大学の秋山弘子は、高齢者の自立度について追跡調査し、興味深い結果を得ている。それによると男性の一〇・九％は九〇歳まで自立して生活できるが、七〇・二％は七〇歳ぐらいから徐々に自立度が低下し、一九・〇％は七〇歳までに介護を要する状態になる。

これに対して女性では、八七・九％が七〇歳ぐらいから自立度が徐々に低下し、一二・一％は七〇歳までに要介護の状態となるが、男性のように長く自立を保てる人がほとんど見られない。その理由としていくつかの可能性が考えられるが、女性のほうに筋力低下が顕著に起こること、骨粗鬆症が多いこと、仕事を続けることが少ないことなどが有力な要因ではないかと考えられる。

サクセスフル・エージング

J・W・ロウエとR・L・カーンは、一九八七年、初めてサクセスフル・エージングという概念を提唱した。それまでの老年医学では、ややもすると高齢者を病気をもつ人と、それをもたない人と二つにわける傾向があり、病気をもたない人は健康であると考えがちであった。ロウエらは、病気をもたない人をさらに普通の高齢者(現在病気はないが、高いリスクをもつ人)とサクセスフルな人(リスクが低く、身体的、精神的機能を維持できている人)にわけることを提唱した。その後、多くの人が、いろいろの考え方を主張したが、老年医学の領域でもサクセスフル・エージングという言葉は、しだいに広く用いられるようになってきている。

一般的に考えられていることは、①自立して生活できる健康、病気がないだけでなく、病気になるリスクも低い、②正常な認知能力、判断力、③社会へのコミットメントの維持、たとえば仕事、ボランティア活動、人々との交流など、である。もちろん、生活に困らない程度の年金などの収入は必要であろう。

老化とそれに伴う病気は、たしかに避け難いものである。また、高齢になってからの健康に、遺伝素因が関与している可能性も否定できない。一部には、一〇〇歳以上のセンテナリアンを対象として、長寿遺伝子の探索もおこなわれている。しかし、高齢者の健康は、長いライフコースの最後の部分であり、胎生期、幼児期、少年期、青年期などの、人生の積み重ねの結果である。そうした長い間の環境因子の影響が、高齢者をリスクの少ない健康へ、すなわちサクセスフル・エージングへ、導くのではないかと考えられる。

サクセスフル・エージングは確かに理想であるが、八〇歳を過ぎてもこれを維持することが容易でないことは、先に述べた秋山の調査からも明らかである。もし身体機能と認知機能が一定の程度に維持できれば、仕事を続けることが一つの健康法と言えるであろう。とくに今後、若年人口の減少とともに、年金などの社会保障を維持することが困難になることと考え合わせると、定年退職制度を変えることにより、若いときとは異なる条件下であってもより長く働くことのできる社会をめざすのが、高齢者の健康を守り、少子高齢化社会を乗り切っていくための、一つの選択肢になるのではなかろうか。

フレイル、あるいはロコモティブ・シンドロームをめぐって

日本の高齢者が介護を必要とするようになる原因の第一位は、図23に示すように脳血管疾患である。日本では脳血管疾患が欧米に比べて多く、これをいかに減らしていくかが重要な予防医学の課題である。これに次いで多いのが認知症、高齢による衰弱、関節

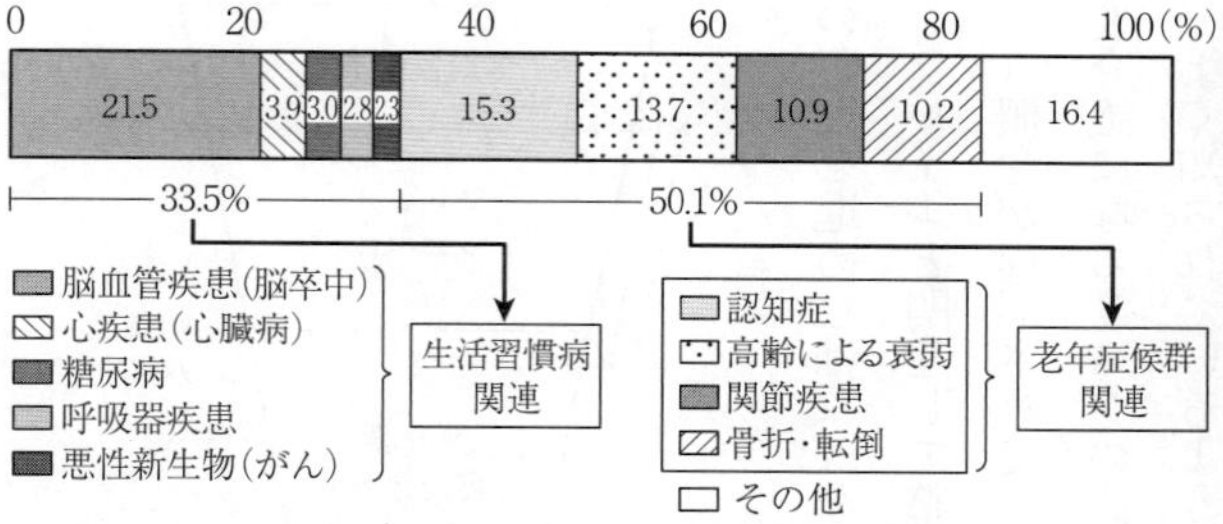

図 23　介護が必要になった主要な原因(要介護者，要支援者の合計)
出典：厚生労働省「平成 22 年度国民生活基礎調査の概況」より引用.

疾患、骨折・転倒である。

この「高齢による衰弱」というのはきわめてあいまいな概念であるが、最近では「フレイル」という用語が、日本老年医学会によって導入された。これはアメリカで用いられている frailty の日本語訳で、加齢に伴って身体機能や予備能力が低下した状態をいう。それは健康な状態と寝たきりの状態の間のいわば移行期である(次ページの図24)。

このフレイルの状態であれば、早期に医療的に介入することによって比較的容易に、再び健康な高齢者の状態に戻すことができる。それによって寝たきりの状態になることを防ぐことができるわけで、重要なステージであると言ってもよいであろう。

このフレイルから「寝たきり」への移行段階を促進

するものとして、疾患、ストレス、生活習慣などがある。

図23に示す疾患のかなりのものは、フレイルの状態にあった者を寝たきりへと推し進める要因として働いたのではないかと考えられる。それは高齢者が病気になって寝込んでしまうと、筋力低下が急速に進んで歩行がむずかしくなるからである。したがって病気になった場合、リハビリを早期に始めることによって、できるだけ筋力や運動能力の回復を進めなければならない。

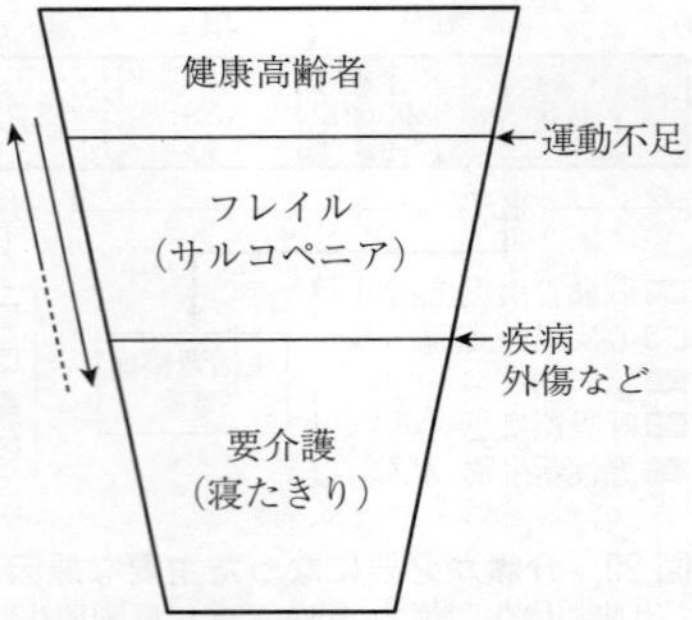

図24　健康高齢者，フレイル，要介護状態の模式図

フレイルと関連して整形外科学の領域では、ロコモティブ・シンドローム（ロコモ）という概念が提唱されている。これは運動器、すなわち骨・筋肉・関節の疾患によって、要介護になるリスクの高い状態と定義されている。

よく知られているように、高齢者では脊椎《せきつい》の疾患、関節の障害など運動器の疾患が大変多い。ロコモとフレイルはよく似た疾患概念であるが、ロコモが運動器の障害に重点を置いているのに対し、フレイルはもう少し全身的な見方をしているというニュアンスの相違がある。

それではフレイルは、どのようにして起こるのであろうか。それにはさまざまな組織、臓器の加齢に伴う変化が関与しているが、筋肉の量と機能の低下が、もっとも重要と考えられている。

筋肉の量は三〇歳代以降加齢とともに減少し、八〇歳までに約三〇％が失われると言われているが、かなりの個人差が認められている。そしてこの筋肉の量と筋力の進行性の低下に対して、「サルコペニア」という疾患概念が提唱されている。

サルコペニアは、サルコ(筋肉)、ペニア(減少)というギリシャ語を組み合わせて作られた言葉である。当初は加齢に伴う筋肉の量の減少に対して用いられたが、その後、筋力の低下や身体機能の全体の低下も含んで用いられるようになった。このサルコペニアが、すでに述べたフレイルを来たすもっとも重要な因子、別の見方をすれば要介護の状態になる重要な因子とみられている。

したがって老年期のヘルスケアには、フレイルあるいは要介護状態の防止に、力を入れなければならない。それには適切な食事、とくにタンパク質の摂取、あるいはアミノ酸の服用と、筋力の低下を防ぐ運動が重要である。アメリカでは一部に筋力を増やすホルモン(男性ホルモン)の治療が試みられているが、日本では副作用の心配もあってまだほとんど用いられていない。

第8章
ライフコース・ヘルスケア
――新しい健康管理

病気の概念をもう一度考える

病気はあいまいな概念で、明確に定義することはむずかしい。かつての人類は、長い間感染症に悩まされてきた。急性感染症は病原体が体内に侵入し、一定の潜伏期間を経て発熱などの症状をもって発病する。これが病気の始まりである。その後、体の防御系、とくに免疫系が働いて、病原体が排除されると病気は全快する。病気の終わりも、また明確である。

感染症でも慢性のものでは、病気の始まりと終わりは明確でない。たとえば結核を例にとると、初感染に引き続いて臨床症状があらわれることもあるが、多くの場合は無症状で推移し、体の免疫機能が低下したときに、症状があらわれる。治療によって完治したかに見えても、病原菌は体内に潜伏し、後に再発することがある。高齢者では、免疫機能が低下するので、結核の再発に気をつけねばならない。

ＮＣＤの場合には、病気はさらにあいまいである。ＮＣＤには遺伝素因が関与し、また胎生期や生後初期の環境によって影響を受ける。その後、長い経過をとって病変は徐々に進行し、さらに環境の影響を受けて何らかの症状や異常な所見があらわれて発病する。しかし多くの病気で、症状があらわれる前の、前臨床状態(preclinical state)があると考えるべきである。

糖尿病を例にとって考えてみよう。糖尿病には、遺伝素因が関係し、さらに胎生期または生後の栄養状態が不良であると、リスクが高まるが、初期には血糖値には異常が見られない。こうした状態を「糖尿病前症(prediabetes)」というが、発症してから振り返ってしか診断できない。

やがて血糖値が、とくにブドウ糖を負荷した後の血糖値が少し高くなる。この状態を境界域糖尿病(impaired glucose tolerance　ＩＧＴ)という。このＩＧＴの状態を、病気とするか否かは、病気の定義によって異なる。それは臨床的には、何も異常がないことが多いからである。また血糖値の正常、異常は、多数例の統計から決めているからであって、例外も当然存在する。

高コレステロール血症も同様であろう。血液を検査して、初めてコレステロール値が高いことが判明するが、ほとんどの場合、何の症状もない。しかも、どこに線を引いて高値とするかも問題である。きわめて多くの人で測定をして、平均値＋標準偏差の二倍以上を高値とする、いわば分布の範囲で決めることが多い。

もうひとつは追跡調査をして、後にコレステロールが関与する病気（たとえば心筋梗塞）が多くなるということで、異常値と判断することもある。しかし、これもどのような研究方法で病気が多くなると判断するかはむずかしく、最近日本でも専門家の間で意見がわかれている。

このように、多くのＮＣＤは水面下できわめて徐々に進行して、やがて臨床症状があらわれたり、検査所見に明らかな異常が出たりする疾患である。

成人病と生活習慣病

厚生省（当時）は一九五五年ごろから、四〇～六〇歳代の働き盛りの人々に増加し始めていたＮＣＤである脳血管障害、悪性腫瘍、心疾患、痛風などに対して、成人病という概念のもとに対策を呼び掛けた。そして企業や自治体で成人病検診がおこなわれ、また成人病センターがつくられた地域もあった。これらはNCDの早期発見による早期の介入をめざした、いわば二次予防(一五三ページ表7参照)としての対策で、一定の成果が上がった。しかし、虚血性心疾患などのNCDは、早い場合には二〇歳代から始まるので、四〇歳を超えてからの対策では遅いということになる。

そこで厚生省は、一九九六年になって、生活習慣が関わって発症するNCDに対して生活習慣病という概念を提唱し、生活習慣を変えることによって発症を予防するための政策を展開することになった。これは理念としては、生活習慣を変えることによりNCDの発症を未然に防ぐ一次予防をめざしたものである。

しかし、現時点では多くのNCDを前臨床状態で予測、あるいは診断することはできない。したがって会社や保健所で実施される生活習慣病検診も、現実には早期診断、早期治療、すなわち二次予防をめざしたものになっている。また受診する人も、多くは四〇歳以降になってからであって、従来とは大きくは変わっていない。

NCDは、長い前臨床期を持った疾患である。したがって、一次予防を目指すためには、より早期からの検診、生活指導などの介入が必要である。それをどのように実施していくのか、人のライフコースのそれぞれの時期に、どのように介入していくのか、それを、今後考えていかねばならない。

ライフコース・ヘルスケアという概念

多くのNCDの発症のメカニズムを考えるうえでも、また多数の人を対象にした疫学的研究をおこなううえでも、さらにNCDに対して予防対策を立てるうえでも、これからはライフコースのさまざまな時期にわたって研究し、健康増進のための方策を考えていかねばならない。

これが研究や健康政策へのライフコース・アプローチと呼ばれるものである。高年になってから起こる病気だから、四〇歳ぐらいから注意すればよいというわけではなく、胎生期から、さらに場合によっては受胎前から、考えねばならないことが少なくない。私はこれを、「ライフコース・ヘルスケア」と呼んでいる。ヘルスケアという言葉には、病気の予防と治療の両方の意味が含まれている。

一例を挙げてみよう。現在、全世界で閉塞性肺疾患が増加している。この病気には、遺伝素因が関与していて、GWASで関連するSNPsが見出されている(GWASについては第4章参照)。

さらに胎生期の栄養状態が悪いと、肺の発達が不良となることが低体重出生児を対象とした疫学的な調査や動物実験で認められている。小児期の呼吸器感染症、家庭環境での受動喫煙、大気汚染、家庭の社会経済状況なども影響する可能性が大きい。成人になってからは、喫煙がもっとも重要なリスクとなるが、職業、生活環境、感染症などの因子が、肺機能の低下を促進すると考えられるし、喘息などのアレルギー性疾患も影響する。

このように、ライフコースにわたってさまざまな因子が働いて、病気になると見るべきである。

これらの因子は、ライフコースのどの時期にも、同じような影響を及ぼすものではない。発育の過程には、臨界期と呼ばれる期間があり、その時期には、ある因子が永続的な影響をもたらすことになる。サリドマイドなどの薬剤による奇形で、この臨界期が明確に認められるが、形質によって時期が異なると考えられている。

先に述べたオランダの飢餓の時期に胎児であった人の後年の健康障害は、障害の種類によって臨界期と考えられる時期が異なっている。たとえば妊娠の最初の三分の一期に飢餓にあった胎児は、その後栄養が改善しても、出生児体重は低い値であり、後年のNCDも多い状態であった。妊娠の第二、第三トリメスター(三分の一期)に栄養がよくなったので、十分体重を取り戻せたと考えられるのに、実際にはそうでなかった。これはやはり臨界期があることを示唆《しさ》するものである。

また臨界期ほど明確なものでなくても、発達の過程、すなわち年齢によって、影響の出やすい高感受性期と、影響の出にくい低感受性期があるとも考えられる。

妊娠中、さらには受精前から出生後へかけてのヘルスケア

これからのヘルスケアは、母体の胎内にいる時期から始めねばならない。さらに言えば受精の前から始めるべき場合もある。

たとえば女性が高齢出産をすると、染色体異常が多くなるし、男性では遺伝子の突然変異が問題となる。人では一世代でゲノムに四〇〜一〇〇の新しい突然変異が起こるこ

とが知られているが、その大部分は精子に由来する。そして突然変異の数は、男性が四〇歳以上になると多くなり、統合失調症や自閉症の原因となる可能性も大きくなることが、アイスランドの研究で明らかにされている。現代は晩婚社会であるが、医学的な観点から考えると、男性も女性もできるだけ早く結婚、出産をすることが望ましい。

ビタミンの一種である葉酸が欠乏すると神経管奇形(脳神経系の奇形の一種)、心臓の奇形、尿路閉塞、唇口蓋裂などの先天異常が増加することが知られている。神経管は妊娠二八日ごろ、多くの女性がまだ妊娠に気づかないころに発生する。したがって妊娠の可能性がある場合には、最終月経の四週前から、葉酸の補充をすべきであるとされている。カナダでは穀粉などに葉酸が強化されているが、それでも量的に不十分であり、日本での葉酸の摂取率はさらに低いことに留意すべきである。

さらに、とくに欧米では、若い人の間で肥満や糖尿病が増加しつつあるので、その妊娠の経過や胎児への影響、さらにその胎児が成長してからのＮＣＤへの影響が健康問題として取り上げられるようになっている。父親の肥満も、子どもに伝達される可能性が指摘されている。

妊娠の管理は当然産科でおこなわれるが、ややもすると産科的な合併症(たとえば妊娠高血圧など)のみに注意が向けられることになる。しかしDOHaD説の立場からすれば、適当な摂食による胎児の健全な発達、ストレスの回避、喫煙・飲酒などの習慣の改善などに配慮しなければならない。産科では妊娠中や出産時の合併症を防止するためもあって、妊婦の体重の増加を抑える方針をとることも少なくないので注意を要する。

生後のヘルスケア

生後はできれば母乳栄養が望ましいことは、母乳成分に関する種々の研究が示すとおりである。しかも長期的にみると母乳によって育てられた子どもは幼児期に肥満になりにくく、精神的にも順調に発達する傾向があると言われている。小児肥満が増加しているだけに、この点は重要である。もちろん、マイクロビオームにも影響が出るであろう。やむを得ず母乳で保育できない場合には、適切な粉ミルクを選ぶべきである。生まれたとき低体重である場合、早期にキャッチアップ成長をすると肥満し、後のNCDにつながるので、とくに注意が必要である。

生後の発育でいま一つ重要なのは、精神機能の発達である。最近全世界で自閉症スペクトラム障害を含む発達障害児が増加しており、専門家の間で注目されている。ゲノム研究も進んでいるが、統合失調症と同様にきわめて多くの多型が関与する可能性が考えられている。増加の理由はなお明らかでないが、早期にその兆候を見出して、医療的な介入、支援をすることによって、社会への適応性が増すとされている。社会への適応に障害があると、成人になってからの体の健康にも問題を生じる場合が少なくないことにも注意すべきである。

青年期のヘルスケアについてはすでに述べたが、イギリスの戦後コホート研究が強調しているように教育が何よりも重要である。

最近のアメリカでのコホート研究でも、ハンディキャップのある子どもを二群にわけ、一群には普通の教育を、他の一群には最初の五年間と学齢期の一定期間、当初は遊びのなかで、後には言語や算数のスキルを教え込むという特別な教育をすると、後者のほうで三〇歳代の半ばになってから血圧、肥満などの健康指標がよいと報告されている。日本では入試があってとかく学業のみが重視されるが、青少年期こそより広く身体的・精

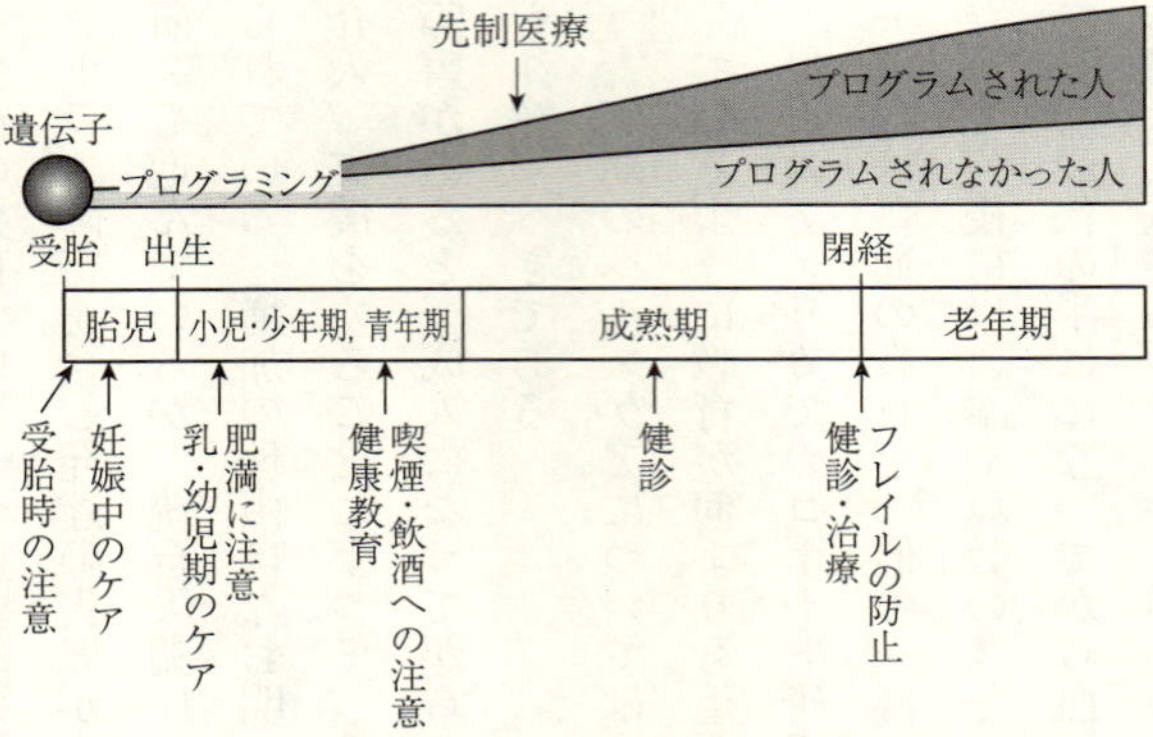

図 25　受胎から始まるライフコース・ヘルスケア
出典：H. Imura, *Proc. Jpn. Acad.* Ser B 89: 462, 2014 より引用.

神的健康に注意を払わねばならない時期である。

図25は人のライフヒストリーに従って、ヘルスケアのあり方を模式的に示したものである。

すでに述べたことと重複するが、NCDは遺伝素因、胎生期または生後早期の環境因子によるプログラミングによって始まり、無症候のまま、しだいに進行する。プログラミングを受けた人では、その進行が加速されるものと考えられる。したがって図25の下部に示したように、ライフコースのそれぞれの時期に対応したヘルスケアが必要になる。このように長期間の観察をすることによって、次の章で述べる先制医療も可能になるものと言えよう。

健康教育の必要性

ライフコース・ヘルスケアの重要性はすでに指摘したとおりであるが、これを実現することは必ずしも容易ではない。それは、個人の健康への自覚が何よりも大切であるが、元気な若い人たちにそれを求めることのむずかしさは、容易に想像できるからである。しかも生活の仕方は個人の選択であって、第三者が介入できる問題ではない。たとえば喫煙防止を考えてみても、そのむずかしさは容易に理解できる。

それにもかかわらず現在のような少子高齢社会では、多くの人々が、健康寿命、すなわち日常生活を自分でできる状態を、できるだけ長く維持することが求められているので、それをどのように人々に理解してもらうかが、大きな課題となっている。

そのためWHOは、健康リテラシーのための学習機会を構築することを提案し、そのための詳しい内容を決めている。日本でも文部省(当時)は学校健康教育課を設置して、小学校からの健康教育の指針を定めた。子どもの成長に応じて、段階的に内容を変えながら教育することが決められている。日本では入試が最大の課題になっているので、どこまで健康教育がおこなわれているのか、評価することが必要である。

今後は、大学生にも健康教育が必要となるであろう。NCDは、早い場合には二〇歳代で始まるからである。

社会人の健康教育については、厚生労働省が二〇〇二年に健康増進法を制定し、「健康日本21」を改訂して細目を決め、あとは都道府県にゆだねている。その内容はほぼ適切であると考えられるが、健康教育ができる人をどのように継続的に訓練するのか、具体的な形が見えない。保健所は多くの事業で多忙であり、健康教育ができる人材は少ないのではないかと考えられる。

アメリカでは健康教育に特化した修士課程が始まっているようであるが、少子高齢化が進む日本こそ、より積極的に人材育成をすべきであろう。進歩の著しいこの領域では、いったん資格を取っても、継続的なトレーニングによって、知識をアップデートしていくことが必要である。それとともに常に政策の成果を、評価していく手法も考えていかねばならない。

第9章

先制医療

——医学の新しい挑戦

従来の医療と予防

医療の歴史を振り返ると、それは医療者にとって長い間受け身の医療であった。人々が何らかの異常を訴えてきたとき、医師は初めてそれに対応したのである。その医療の構造は現在も基本的には変わっていない。医師の多くは診療所か病院において、患者を待ち受けており、NCDをできるだけ早期に発見し、治療することによって病気が進行しないようにすることに力を注いできた。しかしそれでは不十分であることは、突然発症する心筋梗塞や脳梗塞の例を見ても明らかで、重篤な症状が起こる前から予防に力を入れるべきであることは言うまでもない。

予防には、一次予防、二次予防、三次予防と三段階がある(表7)。NCDの予防について考えると、一次予防は、病気の発症を未然に防ぐことを目標とするものである。二次予防は病気を早期に発見して、進行を防止することを目的としている。三次予防は、少し違った意味、すなわち病気の再発防止という意味で用いられる場合もあるが、ここ

表7　先制医療のレベルと従来の予防医療

予　防	先制医療
一次　発症前予防	レベル1　発症前診断・発症前治療
二次　早期診断，早期治療による進行の防止	レベル2　重篤な合併症の発症前診断・発症前介入
三次　重篤な合併症の防止	

では重篤な合併症の防止をめざしたものとする。

糖尿病を例に挙げると、食事、運動などによって発病を防ぐのが一次予防である。次に定期的に検診をおこない、血糖値に異常を生じると速やかに治療介入して、進行を防ぐのが二次予防である。さらに重篤な合併症である糖尿病性腎症、糖尿病性網膜症や心臓などの大血管の動脈硬化性病変を防ぐのが三次予防と言える。

心筋梗塞の場合は、少し事情が異なっている。

冠動脈疾患という視点から見れば、一次予防は冠動脈のアテローム性動脈硬化症（コレステロールの沈着や繊維増殖によるプラークと呼ばれる病変）の発生を予防することであり、二次予防はその進行を防ぐことである。しかし、青年期から始まる冠動脈のごく微細な病変を診断することは現在のところきわめてむずかしい。したがって、危険因子となる脂質異常症、糖代謝異常、高血圧などに注意し、これらの異常への対応、すなわち二次予防を中心とするべきである。さらに三次予防として、血栓を形成して心筋梗塞の原因となるリスクの高いプラークを持つ症例を早期に発見して、治療することが実際的な目標となる。

冠動脈硬化症という視点で見れば、心筋梗塞の予防は三次予防ということになるが、臨床の現場から考えれば、高リスクの症例を発見して心筋梗塞の発症を防ぐ対策を立てるのが、一次予防ということになる。現時点ではこれが実際的に効果のある方法であろう。血液検査によってハイリスクのプラークを持つ人々を識別できればよいが、まだ簡便で優れたバイオマーカー(病気の進展程度を示す指標)は見出されていない。

脳梗塞は、基礎病変として三種類があって、やや複雑である。

頸動脈領域のアテローム性動脈硬化症によって起こるものは、心筋梗塞の場合と同様にハイリスク群を発見して、梗塞が起こる前に対処すべきである。脳梗塞には、また心臓に生じた血栓が、脳の血管をふさいで起こる心原性のものもかなり多い。この場合には、心臓の血栓形成を阻止することが重要で、抗血栓療法、あるいはその他の心臓に対する治療がおこなわれる。いま一つは、大脳の穿通枝《せんつうし》と呼ばれる細い血管の梗塞によるもので、高血圧などの基礎病変への対策が必要となる。

予防医学の問題点

予防医学の問題点は、それが集団を対象とした医学であることである。NCDの予防医学の先駆けとなった研究としてよく知られている、フラミンガム研究を例として少し説明してみたい。

この研究はアメリカで増え続けた心筋梗塞へ対応するため、一九四八年からボストン近郊のフラミンガムという町で、五〇〇〇人余りの人を対象として実施された前向きコホート研究(病気のない人を対象として追跡する研究)である。

この研究の結果、心筋梗塞の「リスク因子」(実はこの言葉もフラミンガム研究で生まれたものであるが)、リスクを高める因子として高コレステロール血症(脂質異常症)、高血圧、喫煙、肥満、心臓の左心室の肥大などが明らかにされた。その後多くの研究で、これらの因子が重要であることが確認され、また糖代謝異常も影響することが知られるようになって、それらを避けることが心筋梗塞の予防に重要であるとする方針が確立された。

心筋梗塞のリスクは年齢によって高くなるので一概には言えないが、リスク因子のある人に、はるかに多く起こるのは事実である。しかしリスク因子がすべてあっても発症しない人もいるし、他方、リスクがまったくないか、一つだけ持っている人でも発症する場合がある。リスク因子は集団全体として見れば統計的には正しいが、個人には必ずしも当てはまらない。そのため予防に努力をしようとする動機づけがむずかしいということが、従来の集団を対象とした予防医学の一つの問題点である。

これは糖尿病を例に挙げると、より理解しやすいかもしれない。糖尿病の予防には、食事と運動が何よりも大切である。しかし健康な若い人に、一律に食事制限を課することは、ほとんど不可能であろう。御馳走も食べたいし、おいしい酒も飲みたいという人生の楽しみを奪うことはできないからである。そこでハイリスクの人をどう選別するか、たとえば糖尿病前症という状態をどう予測診断するかが、これからの重要な研究課題となる。そこから先制医療というコンセプトが生まれてくるわけである。

先制医療という考え方――目標は精密予防

従来の予防医学が集団を対象としたものであるのに対し、先制医療は「個の予防医学」をめざしたものである。

NCDに関連する遺伝素因はまだ完全には明らかになっていないが、現在急速に研究が進んでいるし、エピジェネティクスの知見も得られつつあるので、今後ハイリスクの人々をあらかじめ知ることがしだいに可能になるものと期待される。また胎生期から幼児期にかけての情報があれば、早期環境因子による高リスク群を特定することに役立つ。さらにバイオマーカーの研究の進歩によって、臨床的な症状があらわれる前に一定の確率で予測することが、少なくとも一部の疾患で可能になりつつある。

したがって近い将来、より早期に生活習慣の改善や薬物治療によって介入することにより、発症を防止したり、遅らせたりすることが可能となると考えられる。これが先制医療であって、それは発症前予測、発症前介入をめざした未来の予防、あるいは個の予防であると言える。

「個の医療」は、最近アメリカでは「精密医療(precision medicine)」という言葉で呼ばれることが多くなっている。従来臨床では、個人の特徴を医師が把握し、それに基づいた診療をおこなうことが求められてきた。これが「個の医療」であるが、それは多分に医師個人の経験や直観に立脚したものであって、客観的に記述することがむずかしかった。それと区別するために遺伝子の情報やバイオマーカーなどの客観的なデータに基づいておこなう「個の医療」に、「精密医療」という言葉が導入された。

その一つの理由は、肺がんなど一部のがんにおいて遺伝子異常を調べることにより、それに対応した薬を使用すると劇的な効果があることが明らかになってきたからである。それはがんの発生と深く関わっている異常な遺伝子の産物をめがけた、いわゆるがんの標的治療と呼ばれる精密医療である。がんに次いで注目されているのが単一遺伝子病で、すでに囊胞《のうほう》線維症というまれな遺伝性疾患で、その一部の遺伝子型のものに有効な薬剤が見出されて、治療が始まっている。

多因子疾患でも、後に述べるようにアルツハイマー病では、バイオマーカーを用いて発症前段階での治療が始まろうとしている。精密医療は、このように遺伝子検査の結果のみでなく、バイオマーカーなどの新しい指標を用いておこなわれる個の医療である。

精密医療にはまた遺伝子の特徴に応じて、薬の種類もその投与量も選ぶという目標もある。

薬の投与量は、その吸収、組織への移行、代謝、作用などの、体内動態の影響を受け、個人差がかなり存在する。現在、一部の副作用の多い薬剤で、遺伝子の検査や血液中の薬物の濃度の測定をおこなって、投与量を決める方法がとられているが、時間とコストがかかるため、実際にはあまり広くは用いられていない。将来、個人の全ゲノムを調べる時代になれば、それに基づいて薬物の投与量を決定するようになるかもしれない。

先制医療は、こうした精密医療を予防に応用するもので、その意味では「精密予防(precision prevention)」と呼んでよいかもしれない。

先制医療のレベル

先制医療にも、少なくとも二つのレベルが考えられる。

たとえば骨粗鬆症は、骨密度の減少と骨の微細構造の破たんによって骨折を来たしやすくなる疾患で、高齢者には程度の差はあるが起こってくる病態である。この骨の変化を防ぐのがレベル1の先制医療である(前出表7参照)。骨粗鬆症の遺伝素因についても現在研究が進みつつあるし、早期の環境因子(とくに生後早期の低体重)、運動、女性では性周期の影響などの環境因子も知られている。骨粗鬆症には、加齢という現象が基礎にあるだけにその予防はかなりむずかしいが、ハイリスク群を選別することは、可能になりつつある。

レベル2は骨折の危険が大きい人たちを診断して、未然にそれを防ぐ医療である。骨塩量(骨のカルシウム量)の測定は有力な指標であるが、もう一つ、骨質の変化も関係する。それを示す骨代謝マーカーの研究も、現在進みつつある。さらにWHOはFRAXと呼ばれる総合的な評価ツールを提唱しており、ハイリスクの人たちの発見もかなり進んでいる。

一方、近年、骨粗鬆症の治療薬の進歩も著しい。骨折をするとQOLが著しく低下し、介護が必要になったり、死亡の原因となったりするので、骨粗鬆症に対するレベル2の先制医療、骨折の予防は、高齢社会にとっては非常に重要な課題である。

心筋梗塞などの冠動脈疾患についても、レベル1としては高脂血症に対するスタチンなどによる治療、高血圧に対する降圧剤による治療、体重の適正化、糖代謝異常の治療などが必要である。レベル2としては心筋梗塞のハイリスク群を見出すことが目標であり、血液マーカーの研究が進みつつあるが、まだ確立されていない。ハイリスク群と考えられる場合には、CTなどの最近進歩の著しい画像診断を実施することにより、心筋梗塞の発症前に治療介入することが可能である。

先制医療が必要となる疾患——アルツハイマー病などの神経変性疾患を中心に

先制医療はすべてのNCDに適用すべきものであるが、とくに発症してからでは治療がむずかしい疾患がまず第一に対象になると考えられる。その代表は神経変性疾患、とくにアルツハイマー病である。

アルツハイマー病は認知症のおよそ六〇〜八〇%を占める疾患で、日本で約二〇〇万人、アメリカでは約五〇〇万人の罹患者がおり、その予備軍ともいうべき軽度認知機能障害を含めると、およそ二倍となる。今後、全世界で高齢化が進むので、認知症の急速な増加が予想され、対策が急がれている。とくに団塊の世代の高齢化が進んでいる日本では、早期の対策が喫緊の課題である。

アルツハイマー病がどのようにして起こるか、まだ完全には解明されていないが、脳内にアミロイドβ(Aβ)というタンパク質が蓄積し、それによって神経細胞が障害されて起こるというのが、一般的な考え方である。神経細胞の多くは、いったん死滅すると再生できないので、発症してから治療することは困難である。

アルツハイマー病の一部は遺伝性が明らかで、一つの家族内に複数の患者が発生するので、家族性アルツハイマー病と呼ばれる。こうした例は一般に若い年代、たとえば五〇歳までに発病する。これに対して大部分のアルツハイマー病は高齢になってから発病し、一つの家族に集積して起こることはないので、散発性アルツハイマー病と呼ばれる。

若年で発症するものは、ある特定の遺伝子の突然変異によって起こる単一遺伝子病で、大きく二群にわけられる。その一つはアミロイド前駆体タンパク質(APP)に、突然変異があって起こるものである。APPは分子量の大きいタンパク質で、二種類の酵素、β―セクレターゼとγ―セクレターゼによって切断されて、アミノ酸数四〇〜四二のAβとなる(図26)。Aβは、さらに分解されたり、脳から外に出されたりするが、APP

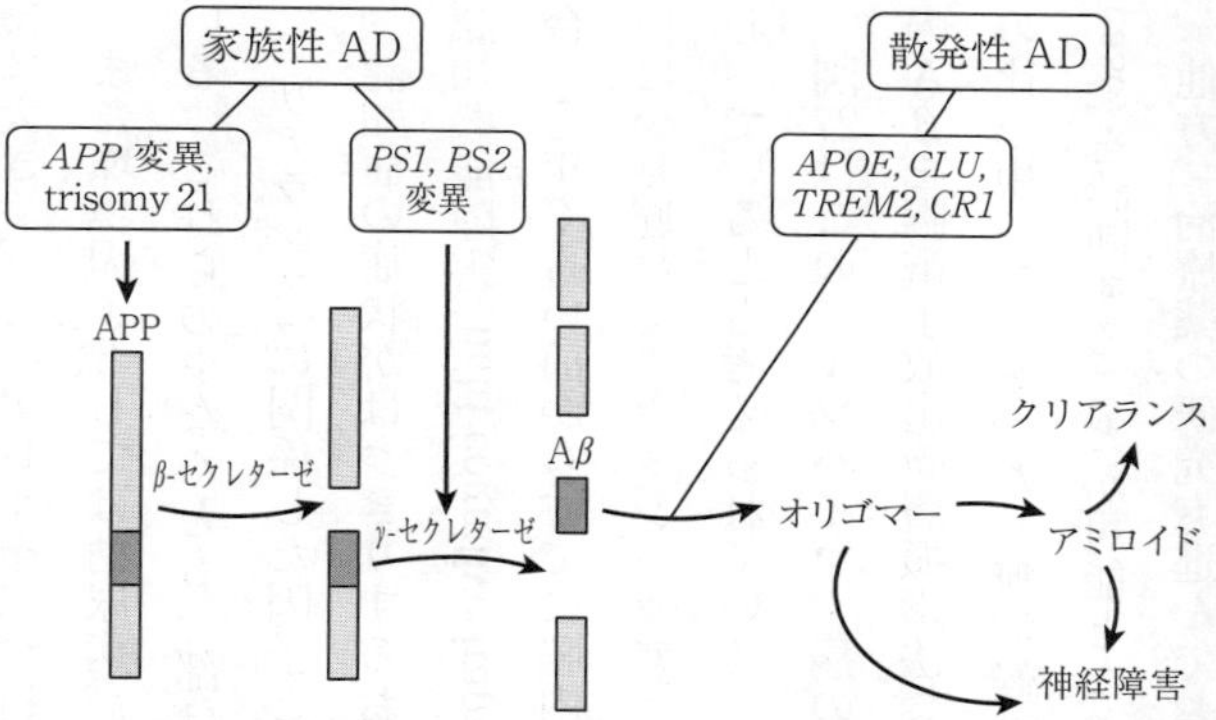

図 26　家族性(遺伝性)アルツハイマー病(AD)と，家族歴が明らかでない散発性アルツハイマー病の発症機構

に異常があると、脳内に蓄積する。第二の型は、ＡＰＰを分解する酵素の成分であるプレセニリン１(ＰＳ１)、プレセニリン２(ＰＳ２)の突然変異によって起こるものである。Ａβは数個かたまってオリゴマーを形成すると、より神経毒性が強くなると考えられている。

一方、散発性のものは多因子疾患で、遺伝素因としてはリポタンパクＥ(脂肪を結合して運ぶタンパク質の一種)のε４アレル(このタンパクにはε２、３、４の三つの型がある)を始め、TREM2という遺伝子などいくつかの関連遺伝子(図26に示すＣＬＵ、ＣＲ１など)が見出されている。とくにε４の影響は大きく、このアレルを二つ持っている人のリスクは、一〇倍以上になる。

また環境因子としては糖尿病、運動不足、頭部外傷、重喫煙などの関与が指摘されている。これらの少なくとも一部は、おそらく脳内でできたAβの、血管などへの排出(クリアランス)に関係した因子と考えられている。

認知症の症状がはっきりするおよそ五年ぐらい前から、軽度の物忘れ、すなわち軽度認知機能障害(mild cognitive impairment　MCI)の状態になるが、その前、多くの場合二〇年ぐらい前からすでに脳内にAβが蓄積することが知られている。またAβの蓄積に少し遅れてタウタンパク質(Tau)が脳内に蓄積し、それが神経細胞死に大きくかかわっているとも考えられている。

図27はこのアルツハイマー病の進行の過程を、模式図で示したものである。近年脳内のAβを陽電子放出断層撮影法(PET)を用いて検出するか、脳脊髄液中のAβとタウの比を用いて、まったく無症候の発症前アルツハイマー病(preclinical Alzheimer's disease)を診断することが可能となった。

他方、治療薬の研究も進んでおり、蓄積したAβを除去するモノクローナル抗体や、

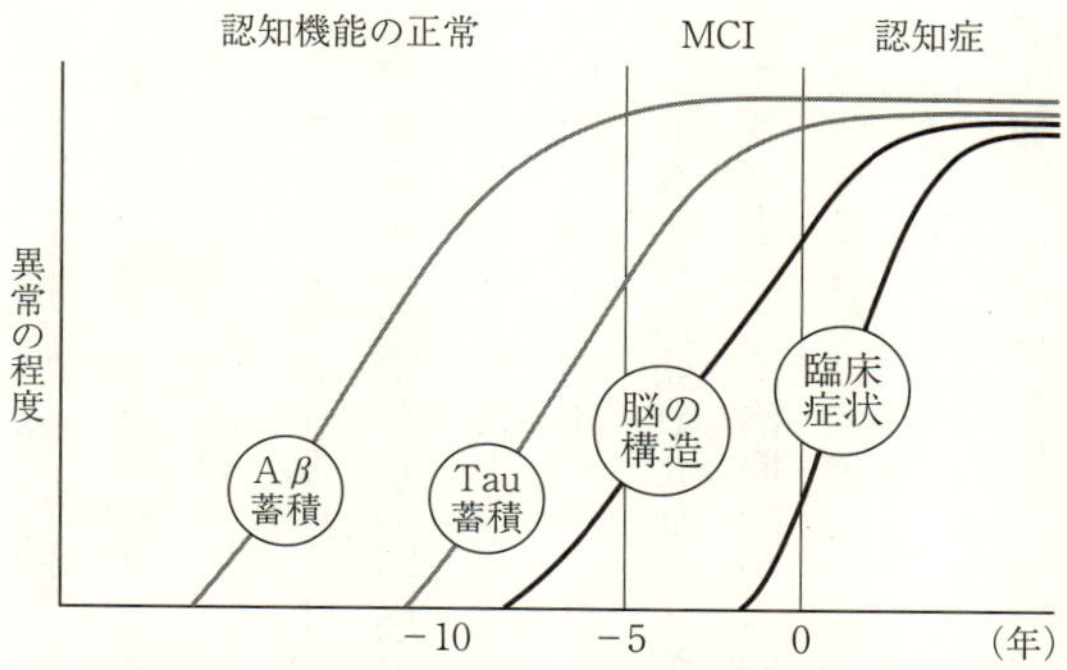

図27　アルツハイマー病における脳病変の進行の模式図

注：認知症の症状が出た段階を0年とし，さかのぼってあらわした．脳の構造の変化はMRIでの明らかな萎縮．PETでのfluorodeoxyglucose（FDG）の取り込みの減少を示す．
出典：井村裕夫編『日本の未来を拓く医療』診断と治療社，2012年．

βあるいはγ−セクレターゼ阻害剤などの臨床研究が進んでいるが、まだ効果が確実なものは見出されていない。

従来の臨床研究の結果から、発症してからではたとえ脳内Aβを減らすことができても、臨床症状の改善が見られないことが明らかになっている。そのことからアルツハイマー病は、発症前に治療する必要があるのではないかと考えられるようになり、現在アメリカでは発症前アルツハイマー病の診断基準を確立して治療介入が試みられている。

発症前治療は、もちろん先制医療として重要であるが、次善の策としてMCI

の時期に介入する方法も現実的な対策として有用であろう。それには薬物治療、生活改善(たとえば運動、社会活動への参加など)、糖尿病、脂質異常症、高血圧があればそれらの治療など、リスク因子への対応が考えられている。

一般に神経変性疾患では、いったん発症すると治療はきわめてむずかしい。たとえばパーキンソン病は中脳のドーパミン(神経伝達物質の一種)産生細胞が減少して起こる疾患であるが、細胞が五〇%以下になると臨床症状があらわれ、しだいに進行する。現在の治療法は減少したドーパミンを補う対症療法が中心であるが、これからの課題は発症前に診断できるバイオマーカーを開発することと、細胞死を防止する薬剤の開発であろう。筋委縮性側索硬化症も、やはり進行性の運動神経をおかす変性疾患で、いったん発症するとまったく治療法がないので、先制医療が望まれるが、まだ手がかりがほとんど見つかっていない。

神経変性疾患以外にも、いったん発症すると治療の困難な疾患は少なくない。慢性閉塞性肺疾患(COPD)、慢性腎疾患などのほかに、1型糖尿病、慢性関節リュウマチ、全身性エリテマトーデスなどの自己免疫疾患もいったん発症すると、全治は困難である。

発症前に予測できるバイオマーカーの開発と発症防止法の研究が、今後の課題であろう。

先制医療が必要となるその他の疾患

先制医療が必要な第二のグループは、発症すると生命の危険があったり、重篤な後遺症を残したりするもので、すでに述べた脳梗塞、心筋梗塞、骨折(とくに大腿骨頸部骨折)などがその例である。

第三のグループは2型糖尿病、高血圧、肥満、あるいはメタボリック・シンドロームと総称される病態で、脳梗塞、心筋梗塞などの血管病変を起こすと、生命の危険があるし、後遺症も残しやすいので、やはり早期の予測と医療介入が望まれる。この場合には、生活習慣の改善が有効であるが、それをいかに持続させるかが問題となる。

第四のグループはがんで、他のものとやや異なっている。がんの遺伝素因は、がん素因遺伝子と呼ばれるが、その定義は人によって異なる。第2章で少し述べたとおり、そのなかには、浸透度(遺伝子に変化がある場合の病気になる頻度)が低いものが一般的であるが、中等度以上に高いものがあり、代表的なものとしては乳がんや卵巣がんを高い頻度で発生させるBRCA1, BRCA2遺伝子異常が知られている。その場合には抗エストロゲン剤による治療や、乳腺の切除などの治療が先制医療として選択されている。最近アメリカの女優、アンジェリーナ・ジョリーが、予防的な乳腺手術をして世界的に有名になった。こうした浸透度の高いがん素因遺伝子は一一〇以上知られており、家族性に発生するものが多いので先制医療、あるいは早期治療の対象となる。

他方、最近、GWASでさまざまながんの関連遺伝子が見出されているが、そのほとんどはタンパク質をコードする領域に存在するものではなく、がんのリスクをわずかに上げるにすぎない。したがって、ある遺伝子を持つ者の五%以上が発症するものでないと、がん素因遺伝子と呼ぶべきでないとする考え方もある。

たしかに多くのがんで遺伝の関与を否定することはできないが、紫外線、放射線、薬物などの環境因子の影響、あるいは細胞が分裂する過程でゲノム複製の際に起こる遺伝子の確率的な変化のほうが大きいのではないかと考えられる。浸透度の高い遺伝性のものを除くと、一般のがんの先制医療はなお今後の課題であると言えよう。

第五のグループは精神疾患である。精神疾患も遺伝素因、胎内環境、生後の早い時期の環境などを背景として起こる。現在のところバイオマーカーはほとんど存在せず、診断は臨床症状によらざるを得ない。しかしアメリカでは精密医療を、精神疾患にも適用しようとする試みが始まっている。今後遺伝子の研究やバイオマーカー、たとえばMRIなどの脳の画像診断の技術が進み、早期に予測診断して介入することができれば、発症を遅らせるか、軽症化できるものと期待される。

多くの精神疾患は終生のケアが必要であり、本人や家族、また社会生活上の負担が大きいので早急な対策が求められている。

先制医療を実現するための課題

先制医療を実現するためには、今後多くの課題を克服しなければならない。NCDの遺伝素因の解明、あるいは遺伝素因と環境因子の相互作用の研究はなお道半ばであって、残された研究課題は多い。とくに胎生期あるいは生後初期の環境因子が影響するメカニズムとして重視されるエピジェネティクスの研究をどう進めていくか、その戦略を考えねばならない。

これらの問題について回答を得るためには、胎生期から、それもできるだけ早い段階から、多くの人を対象にして追跡する前向きコホート研究が必要になってくる。ゲノム情報も含む、いわゆるゲノムコホート研究であるが、ゲノム情報のほかに、エピジェネティクスと環境情報を含めて検討しなければならない。精密医療についてのオバマ大統領の発言のなかでも、一〇〇万人のゲノムコホート研究が提案されている。ゲノムなどの解読と並んで、プライバシーを守りながら、臨床情報をどう集めるか、とくに小児期、学齢期、あるいはそれ以降の情報をどのように集めていくかも課題である。

第二の課題は、病気の進行の程度を予測するバイオマーカーの研究である。

NCDは一般に長い経過の後に発症するので、鋭敏で適切なバイオマーカーを開発すれば、発症前に予測することが可能となる。アルツハイマー病では、すでに述べたようにバイオマーカーが見出されているが、より簡便なマーカー、とくに血液化学的マーカーの開発が望まれる。

2型糖尿病では軽度の血糖上昇、すなわちヘモグロビンA1Cが境界域の段階で見出せるので、多くの場合、対応が可能である。しかしすでに動脈硬化性病変が進行している場合があるので、より早期の指標としてメタボローム(代謝によって生じるすべての物質)の解析や、分子イメージングの技術を用いてラ氏島の容積を評価しようとする研究が進みつつある。

心筋梗塞、脳梗塞などでは、レベル2の先制医療が現実的で、重要であるので、アメリカでは high-risk plaque initiative(リスクの高いプラークの研究計画)として梗塞を起こしやすい動脈硬化病変を簡単に見出すための研究が進みつつある。

第三は医療介入の方法である。

生活習慣の改善が有効である場合には、教育と生活改善を持続できるようにする支援が、まず必要である。長期にわたるので、どのようにモチベーションを維持していくか、社会的支援を考えねばならない。薬剤を用いる場合には、新しい薬剤の開発が必要となることもあり、それには低コストで、服用しやすく、かつ副作用が少ないという条件が求められる。

最後にもう一度先制医療の要点を、アルツハイマー病を例として図28にまとめておきたい。

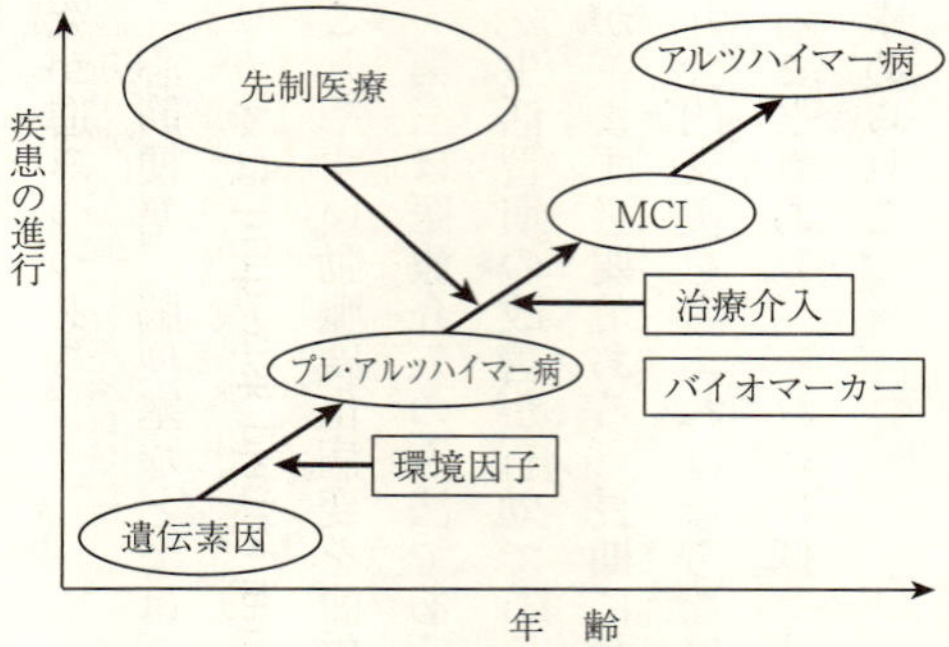

図28　アルツハイマー病の自然経過と先制医療

アルツハイマー病も、他のNCDと同様に、遺伝素因と環境因子の相互作用によって発症する。遺伝素因の研究は、他のNCDより進んでいるが、まだ未解明の点が残されている。また環境因子がどのように作用して発症するかを明らかにするためには、ゲノム情報に基づくコホート研究が必要である。それは前向き研究によって、初めて明らかになることが多いからである。

脳内の病変がしだいに進行すると、臨床的にはまったく異常がないが、プレ・アルツハイマー病の状態ということができる。アルツハイマー病の場合にはバイオマーカーを用いて、この状態を診断できるようになっている。したがって適切な治療法を見出すことができれば、先制医療が実現することになる。

問題は、治療法の開発であろう。他の疾患では、まだこの前臨床状態で予測できるバイオマーカーはほとんど見つかっていないので、今後の研究課題である。

このように先制医療を実現するためには、今後研究しなければならないことが多い。精密予防ともいうべきハイテク先制医療の実現にはなお時間を要するので、その前にローテク先制医療から始めるべきである。たとえば糖尿病であれば、糖尿病の家族歴、妊娠中の母親の疾患、出生時体重、生後の体重の変動などを参考にして、ある程度のリスクの推定が可能になるので、生活習慣の改善をうながすことによって、一定の効果を期待することができる。他の疾患についても同様で、集団の予防から一歩踏み出して個の予防に向けて進むべきであろう。

終章

健康長寿社会を実現するために

——一人ひとりが主役の未来

健康とはどういう状態か

第8章で述べたように病気はあいまいな概念で、明確に定義できない。健康とは何か、それも同様で、その考え方は時代によっても社会によっても異なっている。WHOは一九四八年の設立時に、憲章のなかで、健康とは「身体的・精神的・社会的に完全に良好な状態であり、単に病気あるいは虚弱がない状態ではない」とうたっている。さらに一九九九年の総会で、霊的(spiritual)に良好な状態という言葉を追加しているが、まだ批准されていないようである。

この定義には、二つの重要な点が含まれている。

その一つは社会的な状態を重視していることである。確かにすでに述べたイギリスの戦後コホートをはじめ多くの研究で、社会経済的地位と健康の間に関連があることが知られている。社会的に恵まれない人々は教育の面でも不利でよい職業に就けず、そのため子どもも恵まれない環境で育ってNCDを発症しやすくなる。したがってこの負の連鎖を断つために、恵まれない環境の青少年をどう支援するか、どのように教育するかが、社会的に見て重要な課題である。たとえば、奨学金によって、高等教育を受けることができるよう支援をいっそう強化するとか、何らかの技術を身につけることを助け、経済的に安定した生活ができるようにすることが必要であろう。経済格差は、健康格差につながることは、イギリスやアメリカの研究から明らかである。

また社会が複雑化し、大都市では個人が孤立しやすい状況になっているし、非婚率の上昇や離婚の増加もあって、独り暮らしの高齢者が今後いっそう増加することが予想される。そうしたなかで、仕事やその他の活動を通して、高齢者が社会性を維持し続けていけるよう配慮すべきである。孤立は身体的な面にも心理的な面にも、悪い影響をもたらすからである。

いま一つ注目すべきことは、健康を、身体的に良好な状態という生活の質(QOL)を重視する立場で定義していることである。それは単に病気がないということではなく、生活の内容を重視し、より積極的な意味を持たせている点で評価することができる。

しかし高齢社会になると、この定義をそのまま当てはめることはできない。それは加齢とともに一般に身体的能力も、記憶などの認知能力も低下するからである。六〇歳を過ぎると、高血圧、高脂血症、糖代謝異常など、何らかの異常を持つ人が圧倒的に多くなる。さらに高齢になると、骨、関節の疾患、目や耳の障害などは、程度の差はあれほとんどの人に起こってくる。したがって高齢者の場合には、日常生活を自立しておこなうことができ、また社会性を維持できる精神的能力を保つことが目標であると考えてよいであろう。

すでに述べたサクセスフル・エージングの状態も、そのレベルを年齢に応じて考えざるを得ないかもしれない。そのためには虚弱、あるいはフレイルへの対策をおこない、自立して生活を楽しむことのできる期間をできるだけ長く維持できるようにすべきである。

かつて医学は、病気を根治することを目標として発展してきた。しかしＮＣＤの病態からみれば、これを根治することは多くの疾患でむずかしいことは明らかである。したがって潜在性の病気を発見してその進行を防ぐこと、そして加齢に伴う身体的、精神的機能の低下をできるだけ防ぐことに力を注ぐべきである。というよりも、その方法しかないというのが事実であろう。そしてその先に必ず訪れる死を、安らかな気持ちで受け入れるためにも、高齢者の生活の質の充実は、大きな意味を持っていると言えよう。

未来のヘルスケアとビッグ・データの活用——新しいパブリック・ヘルス

生涯にわたるヘルスケア、そして潜在的な疾患に対する先制医療を実現するためには、新しいパブリック・ヘルスが必要となる。パブリック・ヘルスは最初、感染症の予防を目的として始まった医学の領域である。感染症はもちろん現在でも重要な課題であるが、感染症の減少と高齢者の増加によって、ＮＣＤへの対策がより重要となってきた。日本の厚生労働省による生活習慣病への対策が、その例である。

さらに高齢者の増加により、いかによい生活の質を維持していくかが、より大きな政策的課題となりつつある。病気の予防から、健康の増進への転換と言ってよいかもしれない。それをどのように推進していくか、それが新しいパブリック・ヘルスに問われている課題である。

最近二〇年ほどの間に、医学・医療を取り巻く環境に大きな変化が生じてきた。その一つがゲノム研究を中心とした生命科学研究の進歩である。ゲノムのみでなく、エピゲノム（すでに述べたエピジェネティクスのすべて）、本書では述べなかったがプロテオーム（タンパク質の全体）、メタボローム（代謝産物のすべて）など、いわゆるオミックスと総称される膨大な生化学的データが蓄積されつつある。私たちの体の腸管、気道、皮膚などに共生している微生物（マイクロビオーム）の解析も進みつつある。これらもまた、健康の維持と疾患の先制医療のために重要な情報である。

他方、病院や一部の診療所のカルテが電子化されたことによって、膨大な臨床データが日々生み出されるようになった。いわゆるビッグ・データと呼ばれるものである。日本ではプライバシーの保護の問題、病院側の消極的な姿勢などの要因によって、あまり活用されていないが、医療の効率化のためにも、またライフコース・ヘルスケアの実現のためにも、その活用は不可欠であろう。

オミックスなどのデータと臨床のデータをどのように組み合わせてヘルスケアに生かしていくか、それを研究する学問として「システム医学」が提唱されている。これはシステム生物学の手法を導入して、膨大なデータから計算科学の手法を用いて、精密医療と先制医療（精密予防）を実現していこうとする、新しい研究分野である。

ゲノム情報は究極の個人情報であるとよく言われるが、環境要因もきわめて重要であり、後者があるいは予想以上に大きい影響を及ぼしているかもしれない。ゲノムがすべてを決めているという固定観念を捨て、さまざまな情報を利用しない限り、精密医療も先制医療も実現することはできないであろう。

これと関連して、アメリカの国立衛生研究所（NIH）の長官であるF・S・コリンズの著書『遺伝子医療革命』は、大変示唆に富んでいる。彼は企業の遺伝子検査を利用して自分のゲノムを調べたところ、病気を来たす遺伝子異常が見出されたことを率直に述べている。そのひとつはα1アンチトリプシン欠乏症という肺気腫を起こす遺伝子と、もうひとつはヘモクロマトーシスという鉄代謝の異常を起こす遺伝子を、それぞれ一つ持っていることがわかったことである。これらは劣性遺伝であるのでもう一つの遺伝子が健常であれば発症しない。しかし、配偶者が同じ遺伝子異常を持っていれば病気の子どもが生まれる可能性はある。こうしたことと、また知人がゲノム検査を受け、前立腺がんの頻度を高める異常があったので、早速検査して早期に治療できたことを引用し、ゲノム情報は不安をもたらす場合もあるが、結果として病気の予測や健康の維持に役立つものと結論している。

これを読むと、実は人間はすべて何らかの遺伝子変異を持った、いわば「ミュータント(突然変異を持ったもの)」ではないかと考えられる。遺伝子変異があっても劣性遺伝の場合は発病しないし、また優性の遺伝子に変異があっても、他の遺伝子との関係で病気が起こらない場合もあると考えられる。もちろん個人情報は、最大限の努力で安全管理をしなければならないが、すべての人が何らかの意味で「ミュータント」であることがわかれば、遺伝子異常による病気の人への社会的な偏見は、なくなるかもしれない。

健康長寿社会のためのパブリック・ヘルス——一人ひとりが主役の時代

健康長寿社会を実現するためには、医師、薬剤師、看護師などの医療提供者のみでなく、社会のあらゆるセクターの人々が、意識を変えていかねばならない。医学の歴史が始まってからずっと、大部分の医師は人々が病気になるのを待って対応してきた。また現在の健康保険制度も、病気の予防のために使用することは認めてこなかった。そして一般の人々もまた、なんらかの異常がないかぎり、医療機関は近づきたくない存在であった。

これに対してライフコース・ヘルスケアを実現するためには、医療提供者は従来のような受け身の姿勢ではなく、より積極的にコミュニティのなかに入っていって、健康長寿の推進と、必要に応じた先制医療の実現のために、先導的な役割を果たさなければならない。そのためには、政府、自治体、企業、さまざまな団体（NPO法人など）、そして最終的には個人が、この動きに参加してみずからの健康を守り、健康な長寿を達成するために努力することが求められる。

すべての人が、病気のことは医療機関任せという姿勢を捨て、自覚と責任感を持って、この社会を挙げてのパブリック・ヘルス実現のための体制に参加していくようにしない限り、健康長寿社会は実現できないし、私たちが直面しようとしている極端な少子高齢社会の困難な問題を乗り切ることはできないであろう。

政府に求められることは、疾患の治療から予防へと、より大きく舵《かじ》を切っていくことである。現在、予防はすべて個人の負担であるが、医療提供者の積極的な予防あるいは先制医療への参加をうながすためには、予防に対する健康保険の適用を段階的に考えていくべきである。予防が実現できれば、大変大きな医療費の削減が期待できる。またあらゆる手段を用いて、予防の重要性を理解させる活動をするべきである。

さらに高齢者がフレイルから要介護状態に陥らないようにするためには、適切な食事と運動が必要である。もちろん医療提供者側の協力が不可欠であるが、これを実現する主役は個人であり、コミュニティである。自治体は市民のそうした活動を支援する体制を作るべきであろう。

こうした目標を達成するために、健康教育が何よりも必要であることは、くりかえし述べたとおりである。小学校から大学まで、それぞれの発達の程度に応じて健康教育を実施しなければならないし、社会においてもさまざまな機会を通して健康教育の普及に努めねばならない。健康長寿社会は一人ひとりが主役であるという自覚と努力がない限り、実現できないものである。

主要参考文献

第 1 章

1. 河野稠果『人口学への招待』中公新書，2007
2. 島崎謙治 『日本の医療――制度と政策』 東京大学出版会，2011
3. 松田茂樹 『少子化論――なぜまだ結婚，出産しやすい国にならないのか』勁草書房，2013
4. The National Intelligence Council: "Global Trends 2030: Alternative Worlds", www.dni.gov/nic/globaltrends, 2012
5. A. サヴォロンコフ(著)，仙名紀(訳)『平均寿命 105 歳の世界がやってくる――喜ぶべきか，憂うべきか』柏書房株式会社，2014
6. 森崇英(編)『卵子学』京都大学学術出版会，2012

第 2 章

1. 井村裕夫(編)『日本の未来を拓く医療――治療医学から先制医療へ』診断と治療社，2012
2. Pennisi, E.: Body's hardworking microbes get some overdue respect. *Science* 330: 1619, 2010
3. 大野博司，服部正平(編)『常在細菌叢が操るヒトの健康と疾患』実験医学(増刊)，2014
4. M. J. ブレイザー(著)，山本太郎(訳)『失われてゆく，我々の内なる細菌』みすず書房，2015
5. Harvard Report on Cancer Prevention, Vol 1: Causes of human cancer. *Cancer Cause Control* 7(Suppl. 1), s3–59, 1996

第3章

1. 井村裕夫『進化医学からわかる肥満・糖尿病・寿命』岩波書店，2008
2. 井村裕夫『人はなぜ病気になるのか　進化医学の視点』岩波書店，2000
3. Hara, H. *et al.*: Incidence of non-insulin-dependent diabetes mellitus and its risk factors in Japanese Americans living in Hawaii and Los Angeles. *Diabet. Med.* 13(Suppl. 6), s133, 1996
4. Fujimoto, W. Y. *et al.*: Prevalence of diabetes mellitus and impaired glucose tolerance among second-generation Japanese American men. *Diabetes* 36: 721, 1987
5. Neel, J. V.: Diabetes mellitus: a "thrifty" genotype rendered detrimental by progress? *Am. J. Hum. Genet.* 14: 353, 1962
6. Postel-Vinay, N. (ed.): *A Century of Arterial Hypertension 1896-1996*. John Wiley & Sons, 1996
7. 下村伊一郎，松澤佑次(編)『メタボリックシンドローム　病態の分子生物学』南山堂，2005
8. メタボリックシンドローム診断基準検討委員会「メタボリックシンドロームの定義と診断基準」『日本内科学会雑誌』94：794，2005

第4章

1. Watson, J. D. *et al.*(eds.): *Molecular Biology of the Gene* 7th Edition, Cold Spring Harbor Press, 2013
2. 『遺伝とゲノム　どこまでわかるのか』Newton(別冊)，2013
3. Eichler, E. E. *et al.*: Missing heritability and strategies for finding the underlying causes of complex diseases. *Nature Rev. Genet.* 11: 446, 2010
4. Trerotola, M. *et al.*: Epigenetic inheritance and the missing heritability. *Hum. Genomics* 9: 17, 2015

5. Portha, B. *et al.*: Early environmental factors. alteration of epigenetic marks and metabolic disease susceptibility. *Biochimie* 97: 1, 2014
6. Blewitt, M. and Whitelaw, E.: The use of mouse model to study epigenetics. *Cold Spring Harb. Perspect. Biol.* A017939. dot. 10.1101/cshperspect.a017939, 2013
7. 仲野徹『エピジェネティクス――新しい生命像をえがく』岩波新書，2014

第5章

1. Roseboom, T. *et al.*: The Dutch famine and its long-term consequences for adult health. *Early Human Development* 82: 485, 2006
2. Barker D. P. J.: Fetal origins of coronary heart disease. *Brit. Med. J.* 311: 171, 1995
3. Barker, D. P. J.: Growth and chronic diseases: findings in the Helsinki birth cohort. *Annal. Human Biol.* 36: 445, 2009
4. Imura, H.: Life course health care and preemptive approach to non-communicable diseases. *Proc. Jpn. Acad.* Ser B 89: 462, 2013
5. Gluckman, P. and Hanson, M.: *Developmental Origins of Health and Disease*, Cambridge University Press, 2006
6. Gluckman, P. and Hanson, M.: *Mismatch. The Lifestyle Diseases Timebomb*, Oxford University Press, 2006
7. Rhodes, C. J.: Type 2 diabetes－a matter of beta-cell life and death? *Science* 307: 380, 2005.
8. Kou, K. *et al.*: Changes in beta cell mass in Japanese non-diabetic obese individuals. *J. Clin. Endocrinol. Metab.* Doi : 10.1210/jc. 2013-1373, 2013
9. Sakuraba, H. *et al.*: Reduced beta-cell mass and expression of

oxidative stress-related DNA damage in the islet of Japanese Type II diabetic patients. *Diabetologia* 45: 85, 2002
10. Portha *et al.* 第 4 章，文献 5
11. Teicher, M. H. *et al.*: Childhood maltreatment: altered network centrality of cingulate, precuneus, temporal pole and insula. *Biol. Psychiatry* 76: 297, 2014
12. Vaiserman, A.: Early-life exposure to endocrine disrupting chemicals and later-life health outcomes: an epigenetic bridge? *Aging Dis.* 6: 419, 2014
13. Suter, M. A. *et al.*: Maternal smoking as a model for environmental epigenetic changes affecting birthweight and fetal programming. *Mol. Hum. Reprod.* 19: 1, 2013
14. Chen, Z. *et al.*: Chronic effects of air pollution on respiratory health in Southern California children: findings from the Southern California Children's Health Study. *J. Thoracic Dis.* 7: 46, 2015
15. Heijmans, B. T. *et al.*: Persistent epigenetic differences associated with prenatal exposure to famine in humans. *Proc. Natl. Acad. Sci. USA* 105: 17046, 2008
16. Ozanne, S. E.: Epigenetic signature of obesity. *N. Engl. J. Med.* 372: 913, 2015

第 6 章

1. 井村裕夫『進化医学　人への進化が生んだ疾患』羊土社，2013
2. Dosenbach, N. U. *et al.*: Prediction of individual brain maturity using fMRI. *Science* 329: 1358, 2010
3. Gibbons, A.: The birth of childhood. *Science* 322: 1040, 2008
4. Wadsworth, M. *et al.*: Cohort profile: The 1946 National Birth Cohort (MRC National Survey of Health Development). *Intern. J. Epidemiol.* 35: 49, 2005

5. Goodman, A. *et al.*: The long shadow cast by childhood physical and mental problems on adult life. *Proc. Natl. Acad. Sci. USA* 108: 6032, 2011
6. Tremblay, R. E.: Developmental origins of disruptive behavior problems: the "original sin" hypothesis, epigenetics and their consequences for prevention. *J. Child Psychol. Psychiatry* 51: 341, 2010
7. Teicher M. H. *et al.*: 第5章, 文献11
8. J. J. ヘックマン(著), 古草秀子(訳)『幼児教育の経済学』東洋経済新報社, 2015
9. Doll, R. and Hill, A. B.: The mortality of doctors in relation to their smoking habits. *Brit. Med. J.* 26: 1451, 1954
10. Doll, R. *et al.*: Mortality in relation to smoking: 50 years' observation on male British doctors. *Brit. Med. J.* 328: 1519, 2004
11. World Health Organization: Global status report on alcohol and health, www.who.int/substance_abuse/publications/global_alcohol_report/er/, 2014
12. Women's Health Initiative: Findings from the WHI postmenopausal hormone therapy initiative, www.nhibi.nih.gov/whi/index.html, 2010

第7章

1. Tsoi, C. S. *et al.*: Medical characteristics of the oldest old: retrospective chart review of patients aged 85+ in an academic primary care centre. *BMC Research Notes* 7: 340, 2014
2. 平成9年度厚生科学研究費補助金報告書「保健医療福祉に関する地域指標の総合的開発と応用に関する研究」, 1997
3. 秋山弘子「長寿時代の科学と社会の構想」『科学』80：59, 2010
4. Rowe, J. W. and Kahn, R. L.: Human aging: usual and success-

ful aging. *Science* 237: 143, 1987
5. Vanltallie, T. B.: Frailty in the elderly: contribution of sarcopenia and visceral protein depletion. *Metabolism* 62: 22, 2003

第 8 章

1. Kuh, D. and Ben-Shomo, Y.: *A Life Course Approach to Chronic Disease Epidemiology; Tracing the Origins of Ill-health from Early to Adult Life*, Oxford University Press, 1997
2. 藤原武男「ライフコースアプローチによる胎児期・幼少期からの成人疾病の予防」*J. Natl. Inst. Public Health.* 56: 90, 2007
3. Kong A. *et al.*: Rate of de novo mutations and the importance of farther's age to disease risk. *Nature* 488: 471, 2012
4. Campbell, F.: Early childhood investments substantially boost adult health. *Science* 343: 1478, 2014
5. Imura, H.: 第 5 章, 文献 4

第 9 章

1. 井村裕夫(編):第 2 章, 文献 1
2. 井村裕夫, 稲垣暢也(編)『発症前に診断し, 介入する先制医療』実験医学増刊, 羊土社, 2015
3. 科学技術振興機構研究開発戦略センター『胎児期〜乳幼児期(小児期含む)に着目した先制医療の精緻化』独立行政法人科学技術振興機構, 2014
4. 嶋康晃『世界の心臓を救った町 フラミンガム研究の 55 年』ライフサイエンス選書, 2011
5. Hood, L. and Flores, M.: A personal view on systems medicine and the emergence of proactive P 4 medicine: predictive, preventive, personalized and participatory. *N. Biotech*. 29: 613, 2012
6. Collins, F. S. and Varmus, H.: A new initiative on precision

medicine. *N. Engl. J. Med.* 372: 9, 2015
7. 田中博(編)『先制医療と創薬のための疾患システムバイオロジー』培風館, 2012

終　章

1. Hood L. *et al.*: Integrating big data and actionable health coaching to optimize wellness. *BMC Medicine*. Doi: 10.1186/s12916-014-0238-7, 2015
2. 中山健夫(監修)『医療ビッグデータがもたらす社会変革』日経BP社, 2014
3. フランシス・S・コリンズ(著), 矢野真千子(訳)『遺伝子医療革命』NHK出版, 2011

井村裕夫

1931年生まれ．1954年京都大学医学部を卒業．内科学，特に内分泌・代謝学を専攻し，1971年神戸大学教授，1977年京都大学教授，1989年同医学部長，1991年京都大学総長．1998年より科学技術会議（のち改組により総合科学技術会議）議員として，日本の科学技術政策にかかわった．2004年より（公財）先端医療振興財団理事長として，神戸医療産業都市の実現に努力してきた．現在は同財団名誉理事長．また，第29回日本医学会総会2015関西会頭を務めた．
著書に『人はなぜ病気になるのか』（岩波書店），『進化医学からわかる肥満・糖尿病・寿命』（岩波書店），『医と人間』（編著，岩波新書），『転換期の医学［全三巻］』（編著，岩波書店），『進化医学　人への進化が生んだ疾患』（羊土社），『日本の未来を拓く医療——治療医学から先制医療へ』（編著，診断と治療社）ほか多数．

健康長寿のための医学　　岩波新書（新赤版）1588

2016年2月19日　第1刷発行

著　者　井村裕夫《いむらひろお》

発行者　岡本　厚

発行所　株式会社　岩波書店
〒101-8002 東京都千代田区一ツ橋2-5-5
案内 03-5210-4000　販売部 03-5210-4111
http://www.iwanami.co.jp/

新書編集部 03-5210-4054
http://www.iwanamishinsho.com/

印刷製本・法令印刷　カバー・半七印刷

ISBN 978-4-00-431588-9　　Printed in Japan

岩波新書新赤版一〇〇〇点に際して

ひとつの時代が終わったと言われて久しい。だが、その先にいかなる時代を展望するのか、私たちはその輪郭すら描きえていない。二〇世紀から持ち越した課題の多くは、未だ解決の緒を見つけることのできないままであり、二一世紀が新たに招きよせた問題も少なくない。グローバル資本主義の浸透、憎悪の連鎖、暴力の応酬——世界は混沌として深い不安の只中にある。

現代社会においては変化が常態となり、速さと新しさに絶対的な価値が与えられた。消費社会の深化と情報技術の革命は、種々の境界を無くし、人々の生活やコミュニケーションの様式を根底から変容させてきた。ライフスタイルは多様化し、一面では個人の生き方をそれぞれが選びとる時代が始まっている。同時に、新たな格差が生まれ、様々な次元での亀裂や分断が深まっている。社会や歴史に対する意識が揺らぎ、普遍的な理念に対する根本的な懐疑や、現実を変えることへの無力感がひそかに根を張りつつある。そして生きることに誰もが困難を覚える時代が到来している。

しかし、日常生活のそれぞれの場で、自由と民主主義を獲得し実践することを通じて、私たち自身がそうした閉塞を乗り超え、希望の時代の幕開けを告げてゆくことは不可能ではあるまい。そのために、いま求められていること——それは、個と個の間で開かれた対話を積み重ねながら、人間らしく生きることの条件について一人ひとりが粘り強く思考することではないか。その営みの糧となるものが、教養に外ならないと私たちは考える。歴史とは何か、よく生きるとはいかなることか、世界そして人間はどこへ向かうべきなのか——こうした根源的な問いとの格闘が、文化と知の厚みを作り出し、個人と社会を支える基盤としての教養となった。まさにそのような教養への道案内こそ、岩波新書が創刊以来、追求してきたことである。

岩波新書は、日中戦争下の一九三八年一一月に赤版として創刊された。創刊の辞は、道義の精神に則らない日本の行動を憂慮し、批判的精神と良心的行動の欠如を戒めつつ、現代人の現代的教養を刊行の目的とする、と謳っている。以後、青版、黄版、新赤版と装いを改めながら、合計二五〇〇点余りを世に問うてきた。そして、いままた新赤版が一〇〇〇点を迎えたのを機に、人間の理性と良心への信頼を再確認し、それに裏打ちされた文化を培っていく決意を込めて、新しい装丁のもとに再出発したいと思う。一冊一冊から吹き出す新風が一人でも多くの読者の許に届くこと、そして希望ある時代への想像力を豊かにかき立てることを切に願う。

（二〇〇六年四月）